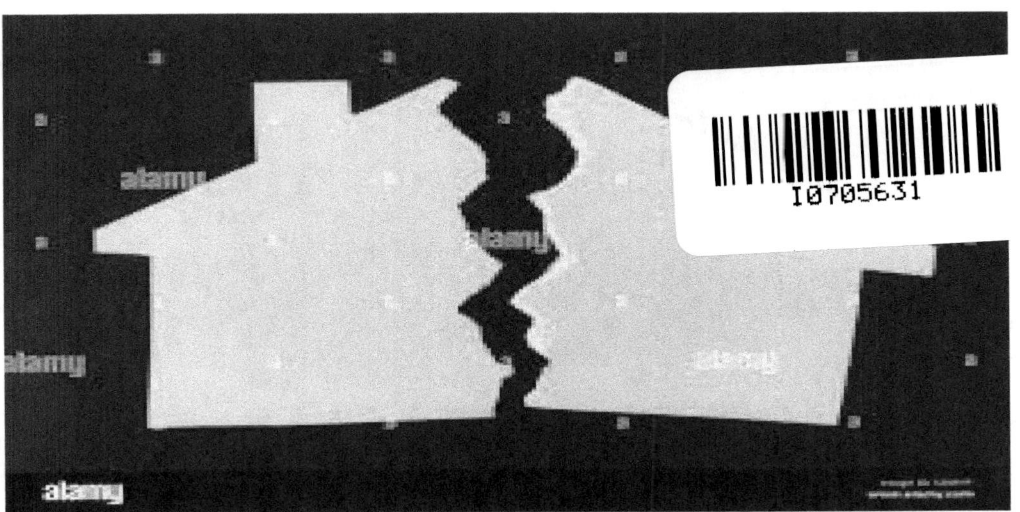

RESTAURER LES FOYERS BRISES

JEREMIE TCHINDEBE (ThD)

TABLE DES MATIÈRES

PRÉFACE................................p.4

INTRODUCTION................................p.6

CHAPITRE 1 : COMPRENDRE LES FONDEMENTS DU FOYER SELON LA BIBLE.....p.8

    1.1. Exploration des enseignements bibliques sur le mariage et la famille 9

    1.1.1. Le mariage comme institution divine................................p.9

    1.1.2. Les rôles des époux................................p.14

CHAPITRE 2 : IDENTIFIER LES SOURCES DE RUPTURE DANS LES FOYERS........p.30

    1. PROBLÈMES DE COMMUNICATION 31

    2. CONFLITS FINANCIERS...33

    3. INFIDÉLITÉ ET MANQUE DE CONFIANCE.................35

    4. STRESS ET PRESSIONS EXTERNES............. 38

    5. DIFFÉRENCES DE VALEURS ET D'OBJECTIFS.............................41

    6. INFLUENCE DES TIERS............................. 43

CHAPITRE 3 : LA GUÉRISON, CLÉ DE LA RESTAURATION........................p.48

CHAPITRE 4 : LA COMMUNICATION ET LE RESPECT DANS LES RELATIONS FAMILIALES.................p.53

CHAPITRE 5 : L'AMOUR ET LA GRÂCE, PIERRES ANGULAIRES DU FOYER..........p.58

    5.1. L'amour inconditionnel, modèle divin................................p.59

    5.2. Manifester la grâce dans les relations familiales.................p.59

CHAPITRE 6 : CONSTRUIRE UN FOYER CENTRÉ SUR DIEU....... ....p.63

    6.1. Établir des pratiques spirituelles en famille....................p.64

    6.2. Mettre Dieu au centre de la vie familiale................................p.65

    6.3. Exemples de familles bibliques modèles................................p.66

CONCLUSION................................p.71

REFERENCES BIBLIOGRAPHIQUES.............................73

PRÉFACE

Les foyers sont le fondement de toute société. Ils sont le berceau où naissent et grandissent les valeurs, les traditions et les relations humaines. Pourtant, dans notre monde contemporain, les foyers sont souvent confrontés à des défis majeurs. Les conflits, les malentendus et les ruptures peuvent déstabiliser ces noyaux essentiels, laissant les individus blessés et désorientés.

"Restaurer les foyers brisés'' s'adresse à ceux qui cherchent des solutions durables et profondes pour guérir les relations familiales endommagées. Ce livre propose une approche biblique, car les Écritures offrent des enseignements précieux sur la manière de construire et de maintenir des foyers solides et harmonieux.

Dans le premier chapitre, nous plongeons dans les fondements du foyer selon la Bible. Les Écritures regorgent de sagesse sur le mariage et la famille, fournissant des principes divins pour édifier un foyer résilient. En nous basant sur ces enseignements, nous pouvons poser des bases solides pour nos foyers.

Le deuxième chapitre explore les sources de rupture dans les foyers. En examinant les causes courantes de conflits et de brisures, et en illustrant ces situations à travers des exemples bibliques et contemporains, nous pouvons mieux comprendre comment ces défis surgissent et comment ils peuvent être surmontés.

La guérison, clé de toute restauration, est abordée dans le troisième chapitre. La puissance du pardon et la réconciliation sont mises en avant comme des outils essentiels pour restaurer les relations familiales. Les exemples bibliques de réconciliation nous montrent qu'il est possible de transformer les conflits en occasions de croissance et de renouveau.

Dans le quatrième chapitre, nous aborderons la communication et le respect dans les relations familiales. Une communication ouverte et un respect mutuel sont vitaux pour une vie de famille saine. En s'appuyant sur des conseils pratiques et des principes bibliques, ce chapitre fournit des outils pour améliorer la communication et cultiver le respect au sein du foyer.

L'amour et la grâce, thèmes centraux du cinquième chapitre, jouent un rôle crucial dans le renforcement des liens familiaux. En explorant des exemples bibliques de l'amour de Dieu et de sa grâce, nous apprenons comment appliquer ces vertus dans nos relations quotidiennes pour fortifier notre foyer.

Enfin, le sixième chapitre nous guide vers la construction d'un foyer centré sur Dieu. En établissant des pratiques spirituelles en famille et en mettant Dieu au centre de nos vies familiales, nous pouvons créer un environnement où la foi et les valeurs chrétiennes prospèrent. Les exemples de familles bibliques qui ont honoré Dieu dans leur foyer servent de modèles inspirants pour nous aujourd'hui.

En conclusion, ce livre récapitule les principaux points abordés et encourage les lecteurs à mettre en pratique les enseignements bibliques pour restaurer et fortifier leurs foyers. En suivant ce chemin de restauration spirituelle et émotionnelle, il est possible de transformer des foyers brisés en havres de paix, d'amour et de foi.

Que ce livre soit une lumière sur votre chemin de restauration familiale et un guide pour construire des foyers solides et centrés sur Dieu.

Avec espoir et bénédictions,

JÉRÉMIE TCHINDEBE

Conseiller Matrimonial et familial

INTRODUCTION

Présentation de l'importance des foyers dans la société et les défis auxquels ils sont confrontés

Les foyers, souvent considérés comme les pierres angulaires de la société, jouent un rôle crucial dans le développement et le bien-être des individus. Ils sont les premiers lieux d'apprentissage, d'affection, et de soutien, où les valeurs et les croyances sont transmises de génération en génération. Un foyer stable et aimant est essentiel pour le développement émotionnel, social et psychologique des enfants. Il leur fournit un environnement sûr et nourrissant qui favorise leur épanouissement personnel et leur intégration harmonieuse dans la société.

Cependant, de nombreux foyers sont confrontés à des défis significatifs qui peuvent mener à leur fragmentation. Les tensions économiques, les problèmes de communication, les divergences de valeurs, et les situations de violence ou de dépendance sont autant de facteurs qui peuvent affaiblir les liens familiaux. Les pressions extérieures, telles que les exigences professionnelles, les influences sociales et culturelles, et les crises sanitaires mondiales, comme la pandémie de COVID-19, exacerbent souvent ces difficultés. Les foyers brisés, où les relations familiales sont endommagées ou détruites, peuvent entraîner des conséquences graves pour tous les membres de la famille, notamment les enfants, qui sont particulièrement vulnérables.

Annonce de l'approche biblique pour restaurer les foyers brisés

Face à ces défis, il est essentiel de rechercher des solutions durables pour restaurer les foyers brisés et rétablir l'harmonie familiale. L'une des approches les plus profondes et efficaces est celle inspirée par les enseignements bibliques. La Bible, en tant que source de sagesse spirituelle et morale, offre des principes et des conseils précieux pour renforcer les relations familiales et surmonter les obstacles.

L'approche biblique pour restaurer les foyers brisés repose sur plusieurs piliers fondamentaux, notamment l'amour inconditionnel, le pardon, la communication honnête, et la prière. En s'inspirant des histoires et des préceptes bibliques, les familles peuvent apprendre à reconstruire la confiance, à cultiver la compassion, et à établir des bases solides pour une coexistence harmonieuse.

Dans les sections suivantes, nous explorerons en détail comment les enseignements bibliques peuvent être appliqués pour restaurer les foyers brisés. Nous examinerons des exemples pratiques et des témoignages de familles ayant surmonté leurs difficultés grâce à une foi renouvelée et à des actions guidées par les principes chrétiens. Par cette approche, nous espérons offrir de l'espoir et des outils concrets à ceux qui cherchent à réparer et à fortifier leurs relations familiales.

CHAPITRE 1

8

COMPRENDRE LES FONDEMENTS DU FOYER SELON LA BIBLE

Introduction

La famille est une institution divine, un pilier fondamental de la société humaine, établie dès la création. Pour restaurer les foyers brisés, il est crucial de comprendre les fondements bibliques du mariage et de la famille. Ce chapitre explore les enseignements bibliques sur ces thèmes et analyse les principes divins pour édifier un foyer solide.

1.1. Exploration des enseignements bibliques sur le mariage et la famille

1.1.1. Le mariage comme institution divine

Dès le début, la Bible présente le mariage comme une institution sacrée. Dans le livre de la Genèse, Dieu crée l'homme et la femme et les unit dans le mariage (Genèse 2:24). Ce passage souligne l'importance de l'unité et de l'intimité dans le mariage : "C'est pourquoi l'homme quittera son père et sa mère et s'attachera à sa femme, et ils deviendront une seule chair."

Les versets de Genèse 2:21-24 constituent un récit captivant au sein du livre biblique de la Genèse, offrant une perspective profonde sur la création de l'humanité et sur l'institution du mariage selon la tradition judéo-chrétienne. Ce passage commence par le constat divin selon lequel l'homme, Adam, était seul parmi toutes les créatures terrestres. Pour remédier à cette solitude, Dieu décide de créer une compagne appropriée pour lui. Dans un acte empreint de solennité, Dieu endort Adam et prend une de ses côtes pour former une femme, Ève. Cette méthode symbolique de création souligne une proximité et une égalité fondamentales entre l'homme et la femme, affirmant qu'ils partagent une essence commune, bien que distincte.

L'union d'Adam et d'Ève est décrite comme une union sacrée et indissoluble, manifestée dans l'expression "une seule chair". Ce terme ne se limite pas à une union physique, mais englobe également une union spirituelle et émotionnelle profonde. Ce récit établit ainsi les bases théologiques du mariage dans la foi chrétienne, enseignant que cette union est conçue pour refléter l'image de Dieu et pour apporter une complétude mutuelle à l'homme et à la femme.

D'un point de vue sociologique, ces versets posent également les fondements de la structure familiale traditionnelle, où l'homme quitte son père et sa mère pour s'attacher à sa femme. Cette transition symbolise non seulement un nouvel engagement familial, mais aussi une continuation de la création divine, avec l'humanité appelée à former des familles qui reflètent l'unité et l'amour sacré institués par Dieu.

En explorant les notions de complémentarité, d'intimité et d'unité présentées dans ce passage biblique, on découvre un enseignement intemporel sur la nature profonde des relations humaines et sur l'importance spirituelle du mariage. Cette étude révèle ainsi la sagesse éternelle de Dieu, qui a créé l'homme et la femme non seulement pour vivre ensemble, mais aussi pour former des communautés de soutien et d'amour qui enrichissent et honorent Sa création.

La Formation d'Ève ; Mariage institué

21 Et le Seigneur Dieu fit tomber un profond sommeil sur Adam, et il s'endormit ; et il prit une de ses côtes, et ferma la chair à la place ; 22 Et la côte que le Seigneur Dieu avait ôtée à l'homme, il en fit une femme, et il l'amena à l'homme. 23 Et Adam dit : Ceci est maintenant l'os de mes os et la chair de ma chair : elle sera appelée Femme, parce qu'elle est sortie de l'homme. 24 C'est pourquoi l'homme quittera son père et sa mère et s'attachera à sa femme. : et ils seront une seule chair. 25 Et ils étaient tous deux nus, l'homme et sa femme, et n'en avaient pas honte.

Ici nous avons, I. La création de la femme, pour être une aide pour Adam. Cela se fit le sixième jour, ainsi que le placement d'Adam au paradis, bien que cela soit mentionné ici après un récit du repos du septième jour ; mais ce qui a été dit en général (ch. 1-27), que Dieu a fait l'homme mâle et femelle, est ici plus distinctement rapporté. Observez, 1. Qu'Adam a été formé d'abord, puis Ève (1 Tim 2 13), et qu'elle a été faite de l'homme, et pour l'homme (1 Cor 11 8, 9), tout cela est avancé ici comme raisons de l'humilité. , la modestie, le silence et la soumission de ce sexe en général, et particulièrement la soumission et le respect que les femmes doivent à leur propre mari. Cependant l'homme étant fait le dernier des créatures, comme le meilleur et le plus excellent de tous, Eve étant faite après Adam et hors de lui, met un honneur sur ce sexe, comme la gloire de l'homme, 1 Cor 11 : 7. Si l'homme est la tête, elle est la couronne, une couronne pour son mari, la couronne de la création visible. L'homme était une poussière raffinée, mais la femme était une poussière doublement raffinée, un peu plus loin de la terre. 2. Qu'Adam dormait pendant que sa femme était en train de se faire, afin qu'il ne reste aucune place pour imaginer qu'il avait dirigé ici l'Esprit du Seigneur, ou qu'il avait été son conseiller, Ésaïe 40 : 13. On lui avait fait comprendre qu'il avait besoin d'une aide digne de ce nom ; mais, Dieu ayant entrepris de lui en fournir un, il ne s'en soucie pas, mais se couche et dort doucement, comme quelqu'un qui a confié tous ses soucis à Dieu, avec une résignation joyeuse de lui-même et de toutes ses affaires à la volonté et la sagesse de son Créateur. Jéhovah-Jireh, que le Seigneur pourvoit quand et à qui il veut. Si nous nous reposons gracieusement en Dieu, Dieu travaillera gracieusement pour nous et œuvrera pour le bien. 3. Que Dieu a fait tomber un sommeil sur Adam, et en a fait un sommeil profond, afin que l'ouverture de son côté ne lui soit pas un grief ; bien qu'il ne connaisse aucun péché, Dieu veillera à ce qu'il ne ressente aucune douleur. Lorsque Dieu, par sa providence, fait à son peuple ce qui est douloureux pour la chair et le sang, non seulement il consulte leur bonheur en la matière, mais par sa grâce, il peut si calmer et calmer leurs esprits qu'ils les rendent faciles sous les pires circonstances 4. Que la femme était faite d'une côte du côté d'Adam ; non pas fait de sa tête pour le gouverner, ni de ses pieds pour être piétiné par lui, mais de son côté pour être égal à lui, sous son bras pour être protégé et près de son cœur pour être aimé. Adam a perdu une côte, et sans aucune diminution de sa force ni de sa beauté (car, sans doute, la chair était fermée sans cicatrice) ; mais à la place de cela, il avait une aide à sa hauteur, qui compensait abondamment sa perte : ce que Dieu enlève à son peuple, il le restaurera, d'une manière ou d'une autre, avec avantage. En cela (comme en bien d'autres choses), Adam était une figure de celui qui devait venir ; car du côté de Christ, le deuxième Adam, son époux, l'Église a été formée, quand il dormait du sommeil, du sommeil profond, de la mort sur la croix, afin que son côté s'ouvre, et qu'il sorte du sang et de l'eau, du sang pour acheter son église et de l'eau pour se purifier. Voir Éph 5 : 25, 26.

II. Le mariage de la femme avec Adam. Le mariage est honorable, mais celui-ci était sûrement le mariage le plus honorable qui ait jamais existé, dans lequel Dieu lui-même a toujours eu une main immédiate. Les mariages (dit-on) se font au ciel : nous sommes sûrs que c'était le cas, car l'homme, la femme, le mariage, étaient tous l'œuvre de Dieu ; lui, par sa puissance, les a faits tous deux, et maintenant, par son ordonnance, il les a fait un. C'était un mariage fait dans une parfaite innocence, et aucun mariage ne l'a jamais été depuis, 1. Dieu, en tant que son Père, a amené la femme à l'homme, comme son second moi, et comme une aide pour lui. Lorsqu'il l'avait faite, il ne la laissait pas à sa disposition ; non, elle était son enfant, et elle ne devait pas se marier sans son consentement. Sont susceptibles de s'installer dans leur confort ceux qui, par la foi et la prière, et une humble dépendance à l'égard de la providence, se mettent sous une conduite divine. Cette épouse qui est créée par Dieu par une grâce spéciale et apportée par Dieu par une providence spéciale est susceptible de se révéler une aide pour un homme. 2. De Dieu, comme son Père, Adam la reçut (v. 23) : « Ceci est maintenant l'os de mes os. Maintenant j'ai ce que je voulais, et que toutes les créatures ne pouvaient me fournir, une aide à ma mesure. ". Les dons que Dieu nous fait doivent être reçus avec une humble reconnaissance, reconnaissance de sa sagesse en nous les convenant et de sa faveur en nous les accordant. Il fut probablement révélé à Adam dans une vision, alors qu'il dormait, que cette charmante créature, qui lui était maintenant présentée, était un morceau de lui-même et devait être sa compagne et l'épouse de son alliance. C'est pourquoi certains ont cherché un argument pour prouver que les saints glorifiés dans le paradis céleste se connaîtront. De plus, en signe de son acceptation, il lui donna un nom, non particulier à elle, mais commun à son sexe : Elle sera appelée femme, Isha, un homme-femme, différant de l'homme seulement par le sexe, et non par la nature. -fait de l'homme et joint à l'homme.

III. L'institution de l'ordonnance du mariage et l'établissement de sa loi, v. 24. Le sabbat et le mariage étaient deux ordonnances instituées dans l'innocence, le premier pour la préservation de l'Église, le second pour la préservation du monde de l'humanité. Il apparaît (par Mat 19 4, 5) que c'est Dieu lui-même qui a dit ici : « Un homme doit quitter tous ses parents pour s'attacher à sa femme ; » mais il est incertain s'il l'a prononcé par Moïse, le rédacteur, ou par Adam (qui a parlé, v. 23). Il semblerait que ce soient les paroles d'Adam, au nom de Dieu, imposant cette loi à toute sa postérité. 1. Voyez ici combien est grande la vertu d'une ordonnance divine ; ses liens sont plus forts encore que ceux de la nature. À qui pouvons-nous être plus fermement liés que les pères qui nous ont engendrés et les mères qui nous ont enfantés ? Pourtant le fils doit les quitter pour se joindre à sa femme, et la fille les oublier pour s'attacher à son mari, Ps 45 : 10, 11. 2. Voyez combien il est nécessaire que les enfants emportent avec eux le consentement de leurs parents dans leur mariage, et combien celui-ci est injuste envers leurs parents et indigne de leurs devoirs, qui se marient sans ce consentement ; car ils les privent de leur droit sur eux et de leur intérêt, et alièient à un autre, frauduleusement et contre nature. 3. Voyez combien il faut à la fois de prudence et de prière dans le choix de cette relation si proche et si durable. Il fallait bien faire ce qui doit être fait pour la vie. 4. Voyez combien le lien du mariage est solide, il ne peut être divisé et affaibli par le fait d'avoir plusieurs épouses (Mal 2 : 15), ni être rompu ou rompu par le divorce, pour toute cause autre que la fornication ou l'abandon volontaire. 5. Voyez combien l'affection doit être précieuse entre mari et femme, telle qu'elle l'est pour notre propre corps, Eph 5 : 28. Ces deux-là sont une seule chair ; qu'ils soient alors une seule âme.

IV. Une preuve de la pureté et de l'innocence de cet état dans lequel nos premiers parents furent créés, v. 25. Ils étaient tous les deux nus. Ils n'avaient besoin d'aucun vêtement pour se défendre du froid ou de la chaleur, car aucun des deux ne pouvait leur être nuisible. Ils n'en avaient pas besoin pour l'ornement. Salomon, dans toute sa gloire, n'était pas habillé comme l'un d'eux. Bien plus, ils n'en avaient pas besoin pour la décence ; ils étaient nus et n'avaient aucune raison d'avoir honte. Ils ne savaient pas ce qu'était la honte, c'est ce que dit le Chaldéen. Rougir est aujourd'hui la couleur de la vertu, mais ce n'était pas alors la couleur de l'innocence. Ceux qui n'avaient aucun péché dans leur conscience pourraient bien n'avoir aucune honte sur leur visage, même s'ils n'avaient pas de vêtements sur le dos.

1.1.2. Les rôles des époux

La Bible attribue des rôles spécifiques aux époux pour assurer l'harmonie et la complémentarité dans le foyer. Dans Éphésiens 5:22-33, l'apôtre Paul décrit ces rôles : les maris doivent aimer leurs femmes comme Christ a aimé l'Église, se sacrifiant pour elle, tandis que les femmes doivent respecter leurs maris. Ce modèle de sacrifice et de respect mutuel est central pour un mariage chrétien solide.

Dans ce passage, l'apôtre Paul donne des instructions claires sur les rôles spécifiques des époux dans le cadre du mariage chrétien. Voici une explication des rôles mentionnés :

1. Les maris :

   - Les maris sont appelés à aimer leurs femmes comme Christ a aimé l'Église. C'est un amour profondément sacrifiant et désintéressé.

   - Le modèle de Christ pour l'amour est celui du sacrifice ultime : il a donné sa vie pour l'Église. De même, les maris sont appelés à se sacrifier pour leurs femmes, à prendre soin d'elles avec dévotion et à mettre leurs besoins et leur bien-être au-dessus des leurs.

   - Ce rôle met en avant la responsabilité du mari de diriger le foyer non pas par autorité dominatrice, mais par un amour qui nourrit, protège et édifie sa femme spirituellement, émotionnellement et physiquement.

2. Les femmes :

   - Les femmes sont encouragées à respecter leurs maris. Ce respect n'est pas seulement une marque de politesse externe, mais une reconnaissance profonde du rôle de leadership que Dieu a confié au mari dans le foyer.

   - Ce respect implique de soutenir et d'honorer la position de leader spirituel et de pourvoyeur que le mari occupe dans la famille. C'est un encouragement à suivre la direction et le soutien de son mari avec confiance et respect.

3. Complémentarité et harmonie :

- Ces rôles distincts de l'amour sacrificiel du mari et du respect de la femme visent à créer une complémentarité harmonieuse dans le mariage chrétien.

- L'amour sacrificiel du mari et le respect de la femme ne sont pas des conditions à respecter uniquement sous réserve que l'autre partie fasse la même chose, mais sont des responsabilités personnelles et inconditionnelles basées sur l'exemple de Christ et de l'Église.

« 21 Soumettez-vous les uns aux autres dans la crainte de Dieu. 22 Femmes, soyez soumises à vos maris, comme au Seigneur. 23 Car le mari est le chef de la femme, comme Christ est le chef de l'Église : et il est le sauveur du corps. 24 C'est pourquoi, comme l'Église est soumise à Christ, que les femmes soient en toutes choses envers leur mari. 25 Maris, aimez vos femmes, comme Christ a aussi aimé l'Église et s'est donné lui-même pour elle ; 26 Afin qu'il la sanctifie et la purifie par le lavage d'eau par la parole, 27 afin qu'il se la présente comme une église glorieuse, sans tache, ni ride, ni rien de semblable ; mais qu'il soit saint et sans défaut. 28 Ainsi les hommes doivent-ils aimer leur femme comme leur propre corps. Celui qui aime sa femme s'aime lui-même. 29 Car personne n'a jamais haï sa propre chair; mais il le nourrit et le chérit, comme le Seigneur l'Église : 30 Car nous sommes membres de son corps, de sa chair et de ses os. 31 C'est pourquoi l'homme quittera son père et sa mère, et s'attachera à sa femme, et les deux seront une seule chair. 32 C'est un grand mystère : mais je parle de Christ et de l'Église. 33 Toutefois, que chacun de vous en particulier aime sa femme comme lui-même ; et la femme veille à ce qu'elle révère son mari. »

Ici, l'apôtre commence son exhortation à s'acquitter des devoirs relatifs. Comme fondement général de ces devoirs, il pose cette règle v. 21 . Il existe une soumission mutuelle que les chrétiens se doivent les uns aux autres, condescendant à porter les fardeaux les uns des autres : ne pas s'élever au-dessus des autres, ni se dominer les uns les autres et ne se donner des lois les uns aux autres. Paul était un exemple de ce tempérament véritablement chrétien, car il devint tout pour tous les hommes. Nous devons être d'un esprit cédant et soumis, et prêts à accomplir tous les devoirs des places et stations respectives que Dieu nous a attribuées dans le monde. Dans la crainte de Dieu, c'est-à-dire dans la mesure où cela est compatible avec la crainte de Dieu, pour lui et par conscience à son égard, et afin que nous puissions par la présente prouver que nous le craignons vraiment. Là où règnent cette condescendance et cette soumission mutuelles, les devoirs de toutes les relations seront mieux accomplis. Du v. 22 jusqu'à la fin, il parle des devoirs des maris et des femmes ; et il en parle d'une manière chrétienne, donnant l'Église comme exemple de soumission de la femme, et le Christ comme exemple d'amour chez les maris.

I. Le devoir prescrit aux épouses est la soumission à leurs maris dans le Seigneur (v. 22), laquelle soumission inclut le fait de les honorer et de leur obéir, et cela par principe d'amour envers eux. Ils doivent le faire conformément à l'autorité de Dieu, qui l'a commandé, qui le fait comme au Seigneur ; ou cela peut être compris par similitude et ressemblance, de sorte que le sens puisse être, "comme, étant consacrés à Dieu, vous vous soumettez à lui". Du premier sens, nous pouvons apprendre qu'en nous acquittant consciencieusement des devoirs que nous devons à nos semblables, nous obéissons et plaisons à Dieu lui-même ; et, de ce dernier, que Dieu exige et insiste non seulement sur les devoirs qui se respectent immédiatement, mais aussi sur ceux qui respectent notre prochain. L'apôtre attribue la raison de cette soumission de la part des épouses : Car le mari est le chef de la femme, v. 23. La métaphore est tirée de la tête dans le corps naturel, qui, étant le siège de la raison, de la sagesse et de la connaissance, et la source des sens et du mouvement, est plus excellente que le reste du corps. Dieu a donné à l'homme la prééminence et le droit de diriger et de gouverner par la création, et dans cette loi originelle de la relation, ton désir sera vers ton mari, et il régnera sur toi. Quoi qu'il y ait de malaise là-dedans, c'est un effet du péché venant dans le monde. Généralement aussi, l'homme possède (ce qu'il devrait avoir) une supériorité en sagesse et en connaissance. Il est donc le chef, tout comme Christ est le chef de l'Église. Il y a une ressemblance avec l'autorité du Christ sur l'Église dans cette supériorité et cette direction que Dieu a assignées au mari. L'apôtre ajoute : et il est le Sauveur du corps. L'autorité du Christ s'exerce sur l'Église pour la sauver du mal et pour lui fournir tout ce qui est bon pour elle. De la même manière, le mari devrait être employé à la protection et au confort de son épouse ; et c'est pourquoi elle devrait se soumettre à lui d'autant plus joyeusement. Il s'ensuit donc : De même que l'Église est soumise à Christ (v. 24) avec gaieté, avec fidélité et humilité, de même que les femmes soient envers leurs propres maris en tout — dans tout ce à quoi s'étend justement leur autorité. , en tout ce qui est licite et conforme au devoir envers Dieu.

II. Le devoir des maris (en revanche) est d'aimer leur femme (v. 25) ; car sans cela, ils abuseraient de leur supériorité et de leur autorité, et, partout où cela prévaudrait comme il se doit, cela impliquerait les autres devoirs de la relation, étant une affection spéciale et particulière qui est requise en son nom. L'amour du Christ pour l'Église est proposé comme exemple, cet amour étant une affection sincère, pure, ardente et constante, et cela malgré les imperfections et les échecs dont elle se rend coupable. La grandeur de son amour pour l'Église s'est manifestée dans le fait qu'il s'est donné jusqu'à la mort pour elle. Observez : de même que la soumission de l'Église à Christ est proposée comme exemple aux épouses, de même l'amour du Christ envers son Église est proposé comme modèle aux maris ; et bien que de tels exemples soient offerts à tous deux, et que tant de choses soient exigées de chacun, ni l'un ni l'autre n'a de raison de se plaindre des injonctions divines. L'amour que Dieu exige du mari envers sa femme compensera la soumission qu'il exige d'elle envers son mari ; et la soumission prescrite à la femme sera un retour abondant pour cet amour du mari que Dieu lui a rendu dû. L'apôtre, après avoir mentionné l'amour du Christ pour l'Église, l'élargit, attribuant la raison pour laquelle il s'est donné pour cela, à savoir, afin de la sanctifier dans ce monde et de la glorifier dans l'autre : afin de la sanctifier et de la purifier. , avec le lavage d'eau par la parole (v. 26) - afin qu'il puisse doter tous ses membres d'un principe de sainteté et les délivrer de la culpabilité, de la pollution et de la domination du péché. Les moyens instrumentaux par lesquels cela est affecté sont les sacrements institués, en particulier le lavage du baptême, la prédication et la réception de l'Évangile. Et pour qu'il puisse se le présenter, etc., v. 27. Le Dr Lightfoot pense que l'apôtre fait ici allusion à l'extraordinaire soin apporté par les Juifs à leurs lavages de purification. Ils veillaient à ce qu'il n'y ait aucune ride qui maintienne la chair hors de l'eau, ni aucune tache ni saleté qui ne soit pas soigneusement lavée. D'autres le comprennent comme faisant allusion à un vêtement fraîchement sorti de la main du foulon, purgé de ses tâches, étiré de ses rides, le premier nouvellement contracté, le second par le temps et la coutume. Afin qu'il puisse se la présenter , afin qu'il puisse s'unir parfaitement au grand jour, une église glorieuse, parfaite en connaissance et en sainteté, sans tache, ni ride, ni rien de semblable, et qu'il ne reste rien de difformité ou de souillure. , mais étant entièrement aimable et agréable à ses yeux, saint et sans défaut, libre du moindre reste de péché. L'Église en général, et les croyants en particulier, ne seront pas sans taches ni rides jusqu'à ce qu'ils soient glorifiés. De ce verset et du précédent ensemble, nous pouvons remarquer que la glorification de l'Église a pour but de la sanctifier : et que ceux, et ceux-là seulement, qui sont sanctifiés maintenant, seront glorifiés dans la suite. - Ainsi les hommes doivent-ils aimer leurs épouses comme leur propre corps, etc., v. 28. La femme étant devenue une avec son mari (non pas dans un sens naturel, mais dans un sens civil et relatif), c'est un argument pour lequel il devrait l'aimer d'une affection aussi cordiale et aussi ardente que celle qu'il aime lui-même. Car aucun homme n'a encore jamais haï sa propre chair, v. 29 — (aucun homme sensé ne s'est jamais haï lui-même, aussi déformé ou quelles que soient ses imperfections) ; si loin d'elle qu'il la nourrit et la chérit ; il s'emploie avec beaucoup de soin et de tendresse, et s'efforce de se fournir tout ce qui lui convient ou est bon, en nourriture et en vêtements, etc. De même que le Seigneur l'Église : c'est-à-dire, comme le Seigneur nourrit et chérit l'Église, à laquelle il fournit tout ce qu'il juge nécessaire ou bon pour elle, avec tout ce qui contribue à son bonheur et à son bien-être éternels. L'apôtre ajoute : Car nous sommes membres de son corps, de sa chair et de ses os, v. 30. Il attribue cela comme raison pour laquelle le Christ nourrit et chérit son Église – parce que tous ceux qui en appartiennent sont membres de son corps, c'est-à-dire de son corps mystique. Ou bien, nous sommes membres de son corps : toute la grâce et la gloire que possède l'Église viennent de Christ, comme Ève a été retirée de l'homme. Mais, comme on le remarque, étant la manière des écrits sacrés d'exprimer un corps complexe par l'énumération de ses diverses parties, comme le ciel et la terre pour le monde, le soir et le matin pour le jour naturel, ainsi ici, par corps, chair et os, nous devons comprendre lui-même, le sens du verset étant que nous sommes membres du Christ. — C'est pour cette raison (parce qu'ils sont un, comme le Christ et son Église sont un) qu'un homme quittera son père et sa mère. ; L'apôtre se réfère aux paroles d'Adam, quand Ève lui fut donnée pour une aide précieuse, Gen 2 : 24. Nous ne devons pas comprendre par là que l'obligation d'un homme envers d'autres relations est annulée lors de son mariage, mais seulement que cette relation doit être préférée à toutes les autres, l'union étant plus étroite entre ces deux-là qu'entre aucune autre, que l'homme doit laissez plutôt l'un d'entre eux que sa femme. — Et ils seront tous deux une seule chair, c'est-à-dire en vertu du lien matrimonial. C'est un grand mystère, v. 32. Ces paroles d'Adam, que l'apôtre vient de mentionner, concernent littéralement le mariage ; mais ils ont aussi en eux un sens mystique caché, relatif à l'union entre le Christ et son Église, dont l'union conjugale entre Adam et notre mère à tous était un type : bien que non instituée ou désignée par Dieu pour signifier cela, pourtant c'était une sorte de type naturel, comme ayant une ressemblance avec lui : je parle du Christ et de l'Église.

Après cela, l'apôtre conclut cette partie de son discours par un bref résumé du devoir des maris et des femmes, v. 33. " Néanmoins (bien qu'il y ait un sens mystique si secret, le sens littéral clair vous concerne) que chacun d'entre vous en particulier aime sa femme comme lui-même, avec une affection aussi sincère, particulière, singulière et dominante que celle-ci qu'il se porte. Et la femme veille à ce qu'elle respecte son mari. « La révérence consiste en l'amour et l'estime, qui produisent un souci de plaire, et en une crainte qui éveille la prudence de ne pas être offensé. Que la femme respecte ainsi son mari est la volonté de Dieu et la loi de la relation.

1.1.3. La famille comme lieu de transmission de la foi

La famille est également vue comme un lieu de transmission de la foi et des valeurs chrétiennes. Deutéronome 6:6-7 exhorte les parents à enseigner la loi de Dieu à leurs enfants : "Tu les inculqueras à tes enfants, et tu en parleras quand tu seras dans ta maison, quand tu iras en voyage, quand tu te coucheras et quand tu te lèveras." Cette instruction continue assure que les valeurs chrétiennes sont intégrées dans la vie quotidienne de la famille.

« 1 Or, voici les commandements, les statuts et les jugements que l'Éternel, votre Dieu, a ordonné de vous enseigner, afin que vous les mettiez en pratique dans le pays où vous allez le posséder : 2 afin que vous craigniez l' Éternel , votre Dieu, pour garder tous ses statuts et ses commandements que je te commande, toi, ton fils et le fils de ton fils, tous les jours de ta vie ; et que tes jours se prolongent. 3 Écoute donc, Israël, et prends garde à le faire ; afin que

tu sois heureux et que tu prospères grandement, comme te l'a promis l' Éternel, le Dieu de tes pères, dans le pays où coulent le lait et le miel. »

Observez ici : 1. Que Moïse enseigna au peuple tout cela, et seulement ce que Dieu lui ordonnait de leur enseigner, v. Ainsi, les ministres du Christ doivent enseigner à ses églises tout ce qu'il a commandé, et ni plus ni moins, Matthieu 28 : 20 . 2. Que le but de leur enseignement était qu'ils puissent faire ce qu'on leur a enseigné (v. 1), qu'ils observent les statuts de Dieu (v. 2) et qu'ils veillent à les mettre en pratique, v. 3 . Les bonnes instructions des parents et des ministres ne feront qu'aggraver notre condamnation si nous ne les respectons pas. 3. Que Moïse s'efforçait soigneusement de les préparer à Dieu et à la piété, maintenant qu'ils entraient dans le pays de Canaan, afin qu'ils puissent être préparés pour le confort de ce pays et fortifiés contre ses pièges, et maintenant qu'ils étaient partir dans le monde pourrait bien se passer. 4. Afin que la crainte de Dieu dans le cœur soit le principe d'obéissance le plus puissant : afin que tu craignes l'Éternel, ton Dieu, pour garder toutes ses prescriptions, v. 2 . 5. L'implication de la religion dans une famille ou dans un pays est la meilleure des implications : il est hautement souhaitable que non seulement nous, mais nos enfants et les enfants de nos enfants, puissions craindre le Seigneur. 6. La religion et la justice font progresser et assurent la prospérité de tout peuple. Craignez Dieu, et tout ira bien pour vous. Ceux qui sont bien instruits, s'ils font ce qu'on leur enseigne, seront aussi bien nourris, comme Israël dans le pays où coulent le lait et le miel, v. 3.

1.2. Analyse des principes divins pour édifier un foyer solide

1.2.1. L'amour inconditionnel

L'amour est le fondement de tout foyer chrétien. L'amour de Dieu pour l'humanité, illustré dans 1 Corinthiens 13, sert de modèle : "L'amour est patient, il est plein de bonté ; l'amour n'est pas envieux ; l'amour ne se vante pas, il ne s'enfle pas d'orgueil, il ne fait rien de malhonnête, il ne cherche pas son intérêt, il ne s'irrite pas, il ne soupçonne pas le mal, il ne se réjouit pas de l'injustice, mais il se réjouit de la vérité ; il excuse tout, il croit tout, il espère tout, il supporte tout." Ce passage met en avant l'importance de l'amour inconditionnel, de la patience et de la bonté pour bâtir un foyer solide.

En effet, 1 Corinthiens 13 est un chapitre de la Bible dans lequel l'apôtre Paul parle de la suprématie de l'amour. Voici un résumé détaillé de ce chapitre :

La Nécessité de l'Amour (versets 1-3)

Paul commence par expliquer que, même si l'on possède des dons spirituels extraordinaires, tels que parler en langues humaines et angéliques, prophétiser ou avoir une foi capable de déplacer des montagnes, cela ne vaut rien sans l'amour. Il insiste sur le fait que les plus grands dons et les actes les plus impressionnants perdent toute leur valeur en l'absence de l'amour. Par exemple, parler en langues sans amour revient à n'être qu'un bruit vide et agaçant, comme le son d'une cymbale retentissante. La prophétie et la connaissance, aussi grandes soient-elles, sont sans importance sans l'amour. Même un acte de charité extrême, tel que donner tous ses biens aux pauvres, ou le sacrifice ultime de son propre corps, n'a aucune valeur sans l'amour.

Les Caractéristiques de l'Amour Véritable (versets 4-7)

Paul décrit ensuite les caractéristiques de l'amour véritable :

- L'amour est patient et bon : Il endure avec patience les difficultés et les comportements des autres, et agit toujours avec bienveillance.

- Il n'est pas envieux : L'amour ne jalouse pas les succès ou les possessions d'autrui.

- Il ne se vante pas, il ne s'enfle pas d'orgueil : L'amour n'est pas vantard ni arrogant.

- Il ne fait rien de malhonnête : L'amour agit avec intégrité et respect.

- Il ne cherche pas son intérêt : L'amour est altruiste et désintéressé.

- Il ne s'irrite pas, il ne soupçonne pas le mal : L'amour reste calme et ne tient pas de rancune.

- Il ne se réjouit pas de l'injustice, mais se réjouit de la vérité : L'amour trouve sa joie dans la vérité et la justice.

- L'amour pardonne tout, croit tout, espère tout, endure tout : L'amour est prêt à tout pardonner, fait confiance, reste optimiste et supporte tout.

La Permanence de l'Amour (versets 8-13)

Paul conclut en soulignant que l'amour est éternel, contrairement aux autres dons spirituels qui sont temporaires :

- Les prophéties disparaîtront, car elles ne seront plus nécessaires quand tout sera accompli.

- Les langues cesseront, car elles ne seront plus nécessaires pour la communication parfaite avec Dieu.

- La connaissance disparaîtra, car elle sera rendue complète dans la révélation finale.

Il met l'accent sur le fait que nous ne connaissons actuellement que partiellement, mais quand ce qui est parfait viendra, ce qui est partiel disparaîtra. Dans cette perspective, il évoque l'exemple de l'enfance et de l'âge adulte, où les choses d'enfant sont laissées derrière pour atteindre une compréhension mature.

De même, notre connaissance actuelle est comme un reflet imparfait dans un miroir, mais un jour nous verrons face à face.

Paul conclut en disant que parmi la foi, l'espérance et l'amour, le plus grand est l'amour. La foi et l'espérance sont cruciales pour le présent, mais l'amour est suprême et éternel. Ce passage met en avant l'importance primordiale de l'amour dans la vie chrétienne et comme fondement de toutes les actions et les comportements.

En résumé, 1 Corinthiens 13 est un hymne à l'amour, mettant en avant que l'amour est l'élément le plus important et le plus durable dans la vie des croyants, surpassant tous les autres dons spirituels et vertus.

1.2.2. La communication et le pardon

Importance de la Communication Ouverte et Honnête dans les Relations Familiales

La communication ouverte et honnête est la clé pour résoudre les conflits et renforcer les liens familiaux. Elle permet de clarifier les malentendus, d'exprimer les sentiments et les besoins, et de trouver des solutions constructives aux problèmes. Lorsque les membres de la famille peuvent s'exprimer librement sans crainte de jugement ou de réprimande, ils sont plus enclins à partager leurs pensées et leurs émotions, ce qui favorise une atmosphère de confiance et de compréhension mutuelle.

Éphésiens 4:29 conseille : "Qu'il ne sorte de votre bouche aucune parole mauvaise, mais, s'il y a lieu, quelque bonne parole, qui serve à l'édification et communique une grâce à ceux qui l'entendent." Ce verset souligne l'importance de choisir des mots qui édifient et encouragent, plutôt que des paroles destructrices. En pratiquant une communication bienveillante et constructive, les familles peuvent renforcer leurs liens et créer un environnement où chacun se sent valorisé et respecté.

Le Rôle du Pardon dans les Relations Familiales

Le pardon est un principe divin fondamental pour restaurer et maintenir l'harmonie dans le foyer. Il permet de libérer les ressentiments et de guérir les blessures émotionnelles, ouvrant ainsi la voie à une réconciliation véritable. En pardonnant, les membres de la famille peuvent dépasser les erreurs passées et reconstruire leur relation sur des bases solides.

Colossiens 3:13 encourage les croyants à se pardonner mutuellement comme Dieu les a pardonnés : "Supportez-vous les uns les autres, et, si l'un a sujet de se plaindre de l'autre, pardonnez-vous réciproquement. De même que Christ vous a pardonnés, pardonnez-vous aussi." Ce verset met en lumière la dimension spirituelle du pardon, en invitant les familles à imiter l'amour et la miséricorde de Dieu dans leurs interactions quotidiennes.

Applications Pratiques

1. Écoute Active : Encouragez les membres de la famille à pratiquer l'écoute active, en prêtant attention à ce que les autres disent sans interrompre et en répondant de manière réfléchie. Cela montre du respect et aide à éviter les malentendus.

2. Expression des Sentiments : Créez un environnement où chacun se sent en sécurité pour exprimer ses émotions. Utilisez des phrases comme "Je me sens..." plutôt que "Tu fais toujours..." pour éviter de blâmer et de provoquer des réactions défensives.

3. Éviter les Jugements : Abordez les conflits avec une attitude de compréhension plutôt que de jugement. Cherchez à comprendre le point de vue de l'autre personne avant de répondre.

4. Pratique du Pardon : Faites du pardon une pratique régulière dans la famille. Reconnaissez que chacun peut faire des erreurs et qu'il est important de pardonner pour avancer. Encouragez les gestes de réconciliation, comme des excuses sincères et des actes de gentillesse.

5. Renforcement Positif : Complimentez et encouragez les membres de la famille lorsqu'ils adoptent une communication ouverte et honnête. Cela renforce les comportements positifs et aide à construire une dynamique familiale saine.

En mettant en pratique ces principes, les familles peuvent non seulement résoudre les conflits de manière efficace mais aussi créer un environnement harmonieux où chaque membre se sent aimé et respecté. Une communication ouverte et honnête, associée au pardon, permet de bâtir des relations familiales solides et durables, conformes aux enseignements bibliques.

1.2.3. La prière et la dépendance de Dieu

Un foyer solide repose sur une relation profonde avec Dieu. La prière collective et individuelle fortifie les membres de la famille et les aide à surmonter les défis. Philippiens 4:6-7 exhorte : "Ne vous inquiétez de rien ; mais en toute chose faites connaître vos besoins à Dieu par des prières et des supplications, avec des actions de grâces." La dépendance de Dieu et la prière constante sont des éléments essentiels pour un foyer chrétien prospère.

La prière collective, en particulier, joue un rôle crucial dans la cohésion et la force de la famille. Lorsqu'une famille se réunit pour prier, elle invite la présence divine au sein de son foyer, créant un espace de paix, de compréhension et d'amour mutuel. Ces moments partagés permettent aux membres de la famille de se soutenir mutuellement, de partager leurs joies et leurs peines, et de grandir ensemble dans leur foi.

En parallèle, la prière individuelle renforce l'intimité personnelle de chacun avec Dieu. Elle permet à chaque membre de la famille de se connecter directement avec le divin, de chercher guidance et réconfort dans les moments de solitude ou de doute. Cette relation personnelle avec Dieu est fondamentale car elle nourrit la spiritualité individuelle, laquelle se reflète ensuite dans les interactions familiales.

Philippiens 4:6-7 nous rappelle également l'importance de la gratitude dans la prière. En rendant grâce à Dieu pour ses bénédictions, même au milieu des défis, les familles apprennent à reconnaître et à apprécier les aspects positifs de leur vie. Cette attitude de gratitude contribue à une ambiance positive et encourageante au sein du foyer, renforçant ainsi les liens familiaux.

La dépendance de Dieu est un autre pilier essentiel pour un foyer chrétien. En s'appuyant sur la sagesse et la force divine, les familles peuvent naviguer à travers les épreuves de la vie avec une plus grande résilience. Cette dépendance ne signifie pas une passivité face aux difficultés, mais plutôt une confiance active en la providence divine, une reconnaissance que, malgré les incertitudes, Dieu est au contrôle et œuvre pour le bien de ceux qui lui font confiance.

En somme, un foyer chrétien prospère repose sur une relation profonde et authentique avec Dieu. Par la prière collective et individuelle, par la gratitude et la dépendance de Dieu, les familles trouvent la force et la sagesse nécessaires pour surmonter les défis et vivre en harmonie. Cette spiritualité partagée est le fondement d'un foyer solide et épanoui, capable de résister aux tempêtes de la vie et de s'épanouir dans l'amour divin.

Conclusion

Comprendre les fondements bibliques du mariage et de la famille est crucial pour restaurer les foyers brisés. En s'appuyant sur les enseignements bibliques et en appliquant les principes divins, il est possible de reconstruire des foyers solides, harmonieux et remplis de l'amour de Dieu. Les rôles des époux, l'amour inconditionnel, la communication, le pardon et la prière sont des pierres angulaires pour édifier une famille chrétienne durable.

CHAPITRE 2

IDENTIFICATIONS DES SOURCES DE RUPTURE DANS LES FOYERS

EXAMEN DES CAUSES COURANTES DE CONFLITS ET DE BRISURES DANS LES RELATIONS FAMILIALES

Les relations familiales, bien que souvent source de soutien et de bonheur, peuvent également être le théâtre de conflits et de tensions. Comprendre les sources de ces ruptures est crucial pour élaborer des stratégies de restauration efficaces. Voici quelques-unes des causes courantes de conflits familiaux :

1. PROBLÈMES DE COMMUNICATION

La communication inefficace est souvent à la base de nombreux conflits familiaux. Les malentendus, l'incapacité à exprimer ses besoins ou sentiments, et les attentes non verbalisées peuvent créer des tensions importantes.

Malentendus et communication non verbale : Les malentendus peuvent survenir lorsque les messages ne sont pas clairs ou mal interprétés. La communication non verbale joue un rôle crucial ici, car les gestes, les expressions faciales et le ton de la voix peuvent souvent transmettre des messages différents de ceux exprimés verbalement. Par exemple, une mère qui dit à son enfant de faire ses devoirs mais dont le langage corporel montre de l'indifférence peut créer une confusion chez l'enfant.

Incapacité à exprimer ses besoins et sentiments : Beaucoup de personnes trouvent difficile d'exprimer ouvertement leurs besoins et sentiments. Cette réticence peut être due à la peur du rejet, à une éducation qui n'encourage pas l'expression émotionnelle, ou simplement à un manque de compétences en communication. Par exemple, un conjoint qui se sent négligé peut accumuler du ressentiment s'il n'exprime pas ses besoins de soutien et d'affection, ce qui peut mener à des disputes fréquentes.

Attentes non verbalisées : Les attentes non verbalisées peuvent causer des frustrations lorsqu'elles ne sont pas satisfaites. Il est courant dans les familles que les membres supposent que leurs attentes sont évidentes, sans jamais les communiquer explicitement. Par exemple, un père peut supposer que ses enfants savent qu'il attend d'eux qu'ils rangent leur chambre sans jamais leur dire directement. Lorsque ces attentes ne sont pas remplies, cela peut provoquer des conflits.

Cas concret : Prenons l'exemple d'un parent qui ne communique pas clairement ses attentes à un enfant concernant ses études. Le parent suppose que l'enfant comprend l'importance de faire ses devoirs chaque jour, mais ne l'exprime pas explicitement. L'enfant, de son côté, pense qu'il peut faire ses devoirs seulement quand il en a envie. Cette divergence d'interprétation peut entraîner des comportements indésirables comme la procrastination ou le manque de sérieux dans les études, ce qui peut à son tour engendrer des conflits répétés entre le parent et l'enfant.

Solutions pour améliorer la communication familiale

1. Écoute active : Pratiquer l'écoute active en prêtant attention aux paroles de l'autre, sans interrompre, et en reformulant ce qui a été dit pour s'assurer de bien comprendre.

2. Expression claire et directe : Encourager chaque membre de la famille à exprimer ses besoins, sentiments et attentes de manière claire et directe, sans ambiguïté.

3. Validation des émotions : Reconnaître et valider les émotions des autres membres de la famille, même si l'on ne partage pas les mêmes sentiments. Cela peut aider à diminuer les tensions et à créer un environnement de soutien.

4. Établissement de règles de communication : Mettre en place des règles de communication familiales qui incluent le respect mutuel, l'absence de jugements, et l'encouragement à parler ouvertement de ses préoccupations.

5. Médiation familiale : En cas de conflits persistants, il peut être utile de faire appel à un médiateur familial ou à un conseiller en communication pour aider à résoudre les différends et à améliorer les compétences de communication de la famille.

En résolvant les problèmes de communication, les familles peuvent réduire les conflits, renforcer leurs liens et créer un environnement plus harmonieux.

2. CONFLITS FINANCIERS

Les conflits financiers sont une source majeure de tension dans les relations familiales. Ces tensions peuvent surgir de diverses situations, telles que des désaccords sur la gestion des finances, les dettes ou les priorités financières. Lorsque les membres de la famille ont des visions différentes de la manière dont l'argent doit être dépensé ou économisé, cela peut créer des frictions et des disputes. Par exemple, dans un couple où l'un des partenaires est économe et l'autre dépensier, la gestion du budget familial peut devenir un sujet de conflit constant.

Types de Conflits Financiers

1. Gestion du Budget :

   - Dépenses vs. Épargne : Lorsque l'un des partenaires préfère économiser pour l'avenir tandis que l'autre veut profiter de l'argent immédiatement, des conflits peuvent émerger.

- Priorités financières : Les désaccords sur les priorités, comme choisir entre acheter une maison, voyager, ou économiser pour l'éducation des enfants, peuvent également être sources de tensions.

2. Endettement :

- Crédit et Dettes : L'endettement peut entraîner des disputes, surtout si les deux partenaires ne sont pas d'accord sur la manière de gérer ou de rembourser les dettes. Une dette accumulée par un seul partenaire peut aussi engendrer un sentiment de responsabilité inéquitable.

3. Transparence et Confiance :

- Secret Financier : Garder des secrets sur des dépenses ou des revenus peut miner la confiance et provoquer des conflits graves lorsqu'ils sont découverts. La transparence financière est cruciale pour maintenir la confiance dans une relation.

- Responsabilité Partagée : Si l'un des partenaires sent qu'il porte seul la responsabilité financière, cela peut générer du ressentiment et des conflits.

Conséquences des Conflits Financiers

Les conflits financiers peuvent avoir des répercussions profondes sur la dynamique familiale. Ils peuvent :

- Créer un environnement de Stress : Les disputes fréquentes concernant l'argent peuvent générer un environnement stressant, affectant négativement la santé mentale et le bien-être général des membres de la famille.

- Affecter la Qualité des Relations : Les conflits financiers peuvent détériorer la communication et l'affection au sein du couple, menant parfois à la séparation ou au divorce.

- Impacter les enfants : Les enfants peuvent être affectés par le stress financier des parents, ce qui peut influencer leur propre perception et gestion de l'argent à l'avenir.

Solutions pour Gérer les Conflits Financiers

1. Communication Ouverte : Discuter ouvertement des attentes financières, des objectifs et des préoccupations peut aider à aligner les visions et à réduire les malentendus.

2. Éducation Financière : Acquérir des connaissances sur la gestion financière et impliquer tous les membres de la famille dans des discussions éducatives peut promouvoir une meilleure gestion des finances.

3. Établir un Budget Commun : Créer et respecter un budget commun peut aider à gérer les dépenses et à éviter les surprises financières.

4. Conseils et Thérapies : Faire appel à un conseiller financier ou à un thérapeute de couple peut offrir des stratégies pour gérer les conflits et améliorer la communication financière.

En conclusion, bien que les conflits financiers soient courants, ils peuvent être gérés par une communication efficace, une éducation financière et une collaboration mutuelle pour établir des objectifs communs. L'important est de reconnaître que l'argent, bien qu'essentiel, ne doit pas compromettre les relations familiales et la paix intérieure.

3. INFIDÉLITÉ ET MANQUE DE CONFIANCE

Introduction

L'infidélité, qu'elle soit émotionnelle ou physique, érode la confiance et crée des fractures profondes dans les relations. La trahison de la confiance nécessite souvent beaucoup de temps et d'efforts pour être surmontée, et toutes les relations ne parviennent pas à guérir de ces blessures. Ce phénomène complexe impacte non seulement la dynamique de couple mais aussi la perception individuelle de la confiance et de l'engagement.

Types d'infidélité

Il est essentiel de comprendre que l'infidélité ne se limite pas aux relations physiques. On distingue généralement deux types principaux d'infidélité :

1. Infidélité émotionnelle : Cela implique un attachement affectif et intime à une personne extérieure au couple. Cette forme d'infidélité peut inclure des échanges de confidences, de soutien émotionnel ou des sentiments amoureux sans qu'il y ait nécessairement de contact physique.

2. Infidélité physique : Ce type d'infidélité concerne les relations sexuelles ou intimes avec une autre personne. Elle est souvent perçue comme plus évidente et peut-être plus douloureuse en raison de la nature tangible de la trahison.

Impact sur la confiance

La confiance est la pierre angulaire de toute relation saine. Lorsqu'une personne est infidèle, elle trahit cette confiance, créant un sentiment de trahison profond et durable. Les effets de cette trahison peuvent se manifester de diverses manières :

1. Perte de sécurité : La personne trahie peut se sentir insécurisée, se demandant si elle peut à nouveau faire confiance à son partenaire ou à d'autres personnes à l'avenir.

2. Baisse de l'estime de soi : La trahison peut amener la personne à douter de sa propre valeur et à se demander pourquoi elle n'était pas suffisante pour son partenaire.

3. Doute et suspicion : Après une infidélité, il est courant que la personne trahie devienne excessivement vigilante, suspectant continuellement de nouveaux comportements infidèles.

Processus de guérison

Surmonter une infidélité demande un engagement profond des deux partenaires et un effort soutenu. Les étapes clés pour tenter de restaurer la confiance incluent :

1. Communication ouverte : Les partenaires doivent être disposés à discuter honnêtement de ce qui s'est passé, de ce qui a conduit à l'infidélité et de leurs sentiments respectifs.

2. Responsabilité et repentir : La personne qui a été infidèle doit reconnaître pleinement sa faute et montrer un véritable remords pour ses actions.

3. Temps et patience : La guérison ne se fait pas du jour au lendemain. Les deux partenaires doivent être patients et comprendre que le rétablissement de la confiance est un processus long et graduel.

4. Thérapie de couple : Faire appel à un professionnel peut aider à guider les discussions difficiles et fournir des outils pour reconstruire la relation.

5. Engagement renouvelé : Les partenaires doivent s'engager à travailler ensemble pour éviter que les mêmes erreurs ne se reproduisent, en établissant de nouvelles bases pour leur relation.

Conclusion

L'infidélité et le manque de confiance sont des défis majeurs pour toute relation. Bien que certaines relations ne survivent pas à de telles épreuves, d'autres peuvent en ressortir plus fortes si les partenaires s'engagent pleinement dans le processus de guérison. La clé réside dans la communication ouverte, le repentir sincère, et une volonté commune de reconstruire la confiance perdue.

4. STRESS ET PRESSIONS EXTERNES

Les pressions extérieures comme le stress au travail, les problèmes de santé, ou les responsabilités sociales peuvent avoir un impact significatif sur la dynamique familiale, souvent en introduisant des tensions et des conflits au sein du foyer. Par exemple, un membre de la famille soumis à un stress intense dû à des exigences professionnelles peut devenir irritable et moins patient à la maison, ce qui peut affecter les interactions avec les autres membres de la famille.

Stress au travail

Le stress au travail est une cause majeure de tensions familiales. Les longues heures de travail, les délais serrés, et les attentes élevées peuvent épuiser mentalement et physiquement un individu. Lorsqu'une personne rentre à la maison après une journée stressante, elle peut avoir du mal à se détendre et à se déconnecter des préoccupations professionnelles. Cette incapacité à laisser le stress au bureau peut se manifester par une irritabilité accrue, un manque de patience, et des disputes fréquentes avec les membres de la famille. Par ailleurs, le stress chronique peut également mener à des problèmes de santé mentale comme l'anxiété et la dépression, exacerbant encore plus les tensions à la maison.

Problèmes de santé

Les problèmes de santé, qu'ils soient chroniques ou aigus, peuvent également engendrer des stress supplémentaires pour la famille. Une personne souffrant de douleurs constantes ou de maladies graves peut éprouver des difficultés à participer aux activités familiales ou à remplir ses responsabilités habituelles. Cela peut entraîner un sentiment de frustration, d'isolement, et de dépendance, autant chez le malade que chez les autres membres de la famille qui doivent assumer plus de responsabilités ou fournir un soutien émotionnel et physique accru. Les soins constants et les inquiétudes liées à l'état de santé peuvent également augmenter le stress et la fatigue des proches aidants, créant un cycle de tension et de ressentiment.

Responsabilités sociales

Les responsabilités sociales, telles que les obligations familiales élargies, les engagements communautaires, et les attentes culturelles, peuvent également ajouter une pression considérable. Par exemple, le soin des parents âgés ou des jeunes enfants nécessite souvent beaucoup de temps et d'énergie. Les membres de la famille peuvent se sentir tiraillés entre ces responsabilités et leurs propres besoins ou ambitions, menant à des sentiments de culpabilité, de frustration, et d'épuisement. Ces conflits internes peuvent se répercuter sur les relations familiales, provoquant des disputes et des malentendus.

Impact sur les relations familiales

Lorsque les pressions extérieures s'infiltrent dans le foyer, elles peuvent affecter négativement les relations familiales de plusieurs manières. Les enfants, en particulier, peuvent être sensibles à l'humeur et au comportement de leurs parents stressés. Ils peuvent ressentir de l'insécurité, de l'anxiété, et même des sentiments de culpabilité, pensant qu'ils sont en partie responsables du stress de leurs parents. Les partenaires peuvent également éprouver des tensions accrues, car le stress peut réduire la qualité des communications et de l'intimité, menant à des malentendus et à des conflits.

Stratégies de gestion

Pour atténuer l'impact des pressions externes sur la vie familiale, il est essentiel de mettre en place des stratégies de gestion efficaces. Voici quelques suggestions :

- Communication ouverte : Encourager les membres de la famille à exprimer leurs sentiments et leurs préoccupations de manière ouverte et honnête.

- Temps de qualité : Consacrer du temps de qualité à des activités familiales sans distractions externes pour renforcer les liens.

- Gestion du stress : Pratiquer des techniques de gestion du stress, telles que la méditation, le yoga, ou des exercices de respiration.

- Aide professionnelle : Consulter des professionnels de la santé mentale pour obtenir de l'aide en cas de stress sévère ou de conflits familiaux persistants.

- Soutien mutuel : Encourager un environnement de soutien où chaque membre se sent valorisé et compris.

En conclusion, bien que les pressions extérieures comme le stress au travail, les problèmes de santé, et les responsabilités sociales puissent sérieusement affecter la dynamique familiale, une gestion proactive et une communication ouverte peuvent aider à atténuer ces impacts et à maintenir des relations familiales saines et harmonieuses.

5. DIFFÉRENCES DE VALEURS ET D'OBJECTIFS

Les divergences profondes dans les valeurs, les croyances ou les objectifs de vie peuvent engendrer des conflits persistants et significatifs au sein de diverses relations. Ces différences peuvent se manifester dans plusieurs domaines de la vie, et leurs impacts peuvent être particulièrement notables dans les relations familiales, amicales, et professionnelles. Voici une analyse plus détaillée de ces divergences et leurs conséquences :

1. Valeurs Fondamentales

Les valeurs fondamentales sont les principes de base qui guident les actions et les décisions d'une personne. Lorsque des individus ont des valeurs divergentes, cela peut créer des frictions considérables. Par exemple :

- Éthique et morale : Une personne qui accorde une grande importance à l'honnêteté peut entrer en conflit avec quelqu'un qui justifie les mensonges occasionnels pour atteindre des objectifs.

- Priorités de Vie : Une personne valorisant fortement la carrière peut avoir des difficultés à comprendre ou accepter le choix de quelqu'un qui privilégie la vie familiale ou les loisirs personnels.

2. Croyances

Les croyances, qu'elles soient religieuses, politiques ou culturelles, peuvent être des sources majeures de conflits lorsqu'elles sont profondément ancrées et opposées. Par exemple :

- Religion : Dans une famille interreligieuse, les parents peuvent avoir des visions opposées concernant la religion à inculquer à leurs enfants, menant à des tensions continues.

- Politiques : Des croyances politiques divergentes peuvent rendre difficile la coexistence harmonieuse, surtout en période électorale ou lors de discussions sur des sujets sensibles.

3. Objectifs de Vie

Les objectifs de vie concernent ce que les individus aspirent à réaliser dans leur vie personnelle et professionnelle. Des objectifs contradictoires peuvent créer des conflits persistants. Par exemple :

- Éducation des enfants : Des parents ayant des visions opposées sur la manière d'éduquer leurs enfants peuvent se heurter constamment, affectant l'harmonie familiale. Un parent peut valoriser une éducation stricte tandis que l'autre peut prôner une approche plus permissive.

- Carrière: Dans un couple, si l'un des partenaires souhaite se concentrer sur sa carrière et l'autre préfère une vie tranquille en dehors des grandes ambitions professionnelles, cela peut entraîner des conflits.

Conséquences sur les Relations

Les divergences de valeurs, de croyances et d'objectifs peuvent avoir des conséquences profondes sur les relations :

- Érosion de la Confiance et du Respect : Les conflits constants peuvent éroder la confiance et le respect mutuels, deux piliers essentiels de toute relation saine.

- Stress émotionnel : Les désaccords fréquents et non résolus peuvent causer un stress émotionnel important, affectant le bien-être mental des individus concernés.

- Rupture des Relations : À long terme, ces divergences peuvent mener à des ruptures relationnelles, que ce soit par des séparations, des divorces, ou l'éloignement au sein de la famille ou des amitiés.

Stratégies pour Gérer les Divergences

Pour gérer efficacement ces divergences, certaines stratégies peuvent être mises en place :

- Communication Ouverte : Encourager une communication ouverte et honnête pour comprendre les points de vue et les préoccupations de chacun.

- Compromis : Chercher des compromis où chacun peut céder un peu pour atteindre une solution acceptable pour tous.

- Respect Mutuel : Maintenir un respect mutuel malgré les différences, en reconnaissant la valeur des opinions et des croyances de l'autre.

- Médiation : Faire appel à un tiers neutre, comme un conseiller ou un médiateur, pour aider à résoudre les conflits de manière constructive.

En conclusion, bien que les divergences de valeurs, de croyances et d'objectifs puissent créer des conflits persistants, il est possible de les gérer et de les surmonter grâce à des efforts concertés de communication, de respect et de compromis.

6. INFLUENCE DES TIERS

L'influence des tiers dans une relation peut jouer un rôle significatif, parfois subtil, mais souvent puissant. L'intervention de personnes extérieures telles que la belle-famille ou les amis peut générer des tensions et semer la discorde, affectant l'harmonie du couple. Cette dynamique est particulièrement évidente lorsque les frontières ne sont pas clairement établies ou respectées. Voici un développement sur ce sujet :

Influence des Tiers dans les Relations de Couple

Les relations de couple ne se déroulent pas en vase clos. Elles sont souvent influencées par des acteurs externes qui peuvent jouer des rôles variés. Ces tiers peuvent inclure des membres de la famille, des amis proches, et parfois même des collègues de travail. Leur intervention peut avoir des conséquences positives ou négatives sur la relation du couple.

Belle-famille : Une Source Potentielle de Tensions

L'une des sources les plus communes de tension dans un couple est la belle-famille. Une belle-mère trop envahissante peut, par exemple, créer un déséquilibre et des conflits. Les attentes culturelles et personnelles peuvent varier considérablement, ce qui peut engendrer des malentendus et des frustrations. Si un partenaire ne parvient pas à fixer des limites claires et à protéger l'intimité du couple, les interventions répétées de la belle-mère peuvent être perçues comme une intrusion.

Exemple concret : Imaginons un scénario où une belle-mère insiste pour être impliquée dans toutes les décisions importantes, qu'il s'agisse de finances, d'éducation des enfants, ou même des vacances. Si le fils ou la fille de cette belle-mère ne pose pas de limites claires, le partenaire peut se sentir dévalorisé et envahi, ce qui peut mener à des disputes fréquentes.

Amis : Entre Soutien et Ingérence

Les amis jouent également un rôle crucial. Ils peuvent être une source de soutien et de conseil, mais ils peuvent aussi, intentionnellement ou non, perturber la dynamique du couple. Par exemple, un ami très proche qui critique constamment l'un des partenaires peut semer le doute et la discorde. Les conseils bien intentionnés peuvent parfois se transformer en ingérence, surtout s'ils ne tiennent pas compte de la complexité et de l'intimité de la relation de couple.

Exemple concret : Un ami qui passe régulièrement du temps avec l'un des partenaires et qui lui conseille de ne pas tolérer certaines attitudes de l'autre partenaire peut, sans le vouloir, amplifier des problèmes mineurs et créer une atmosphère de méfiance et de conflit.

Établir des Limites : Clé de l'Harmonie

La clé pour gérer l'influence des tiers réside dans l'établissement de limites claires et dans une communication ouverte entre les partenaires. Il est essentiel que les deux membres du couple définissent ensemble quelles sont les frontières acceptables et s'assurent que ces limites soient respectées par les tiers. Cela implique souvent des discussions honnêtes et parfois difficiles, mais nécessaires pour préserver l'intimité et la solidité de la relation.

Stratégies pour établir des limites :

1. Dialogue Ouvert : Les partenaires doivent discuter des influences extérieures et exprimer leurs ressentis sans jugement.

2. Accord Commun : Décider ensemble des limites à poser et s'engager à les respecter.

3. Communication avec les Tiers : Informer les amis et la famille des limites établies de manière respectueuse mais ferme.

4. Soutien Mutuel : Se soutenir mutuellement dans le respect des limites et s'assurer que chacun se sent entendu et valorisé.

En conclusion, l'influence des tiers, qu'elle soit positive ou négative, est inévitable dans une relation. Toutefois, en posant des limites claires et en communiquant efficacement, les couples peuvent naviguer ces influences et préserver l'harmonie et la solidité de leur relation.

Illustration à travers des exemples bibliques et contemporains

Pour mieux comprendre ces dynamiques, examinons quelques exemples tirés de la Bible ainsi que des situations contemporaines.

Exemples bibliques

1. Adam et Ève (Genèse 3)

Le premier couple de la Bible fait face à une rupture de confiance après avoir désobéi à Dieu. Ève est tentée par le serpent et mange du fruit défendu, entraînant Adam avec elle. Cette désobéissance entraîne leur expulsion du jardin d'Éden, symbolisant la rupture et les conséquences des actions individuelles sur la relation.

2. Caïn et Abel (Genèse 4)

La jalousie et la colère mènent Caïn à tuer son frère Abel. Ce conflit familial extrême montre comment les émotions incontrôlées et l'absence de résolution pacifique des différends peuvent conduire à des actes irréparables.

3. Jacob et Esaü (Genèse 27)

La tromperie et la manipulation dans la famille de Jacob et Esaü illustrent comment les conflits de succession et les préférences parentales peuvent déchirer les relations fraternelles. La tromperie de Jacob, incitée par sa mère, conduit à une rupture profonde avec son frère Esaü.

Exemples contemporains

1. Un couple en conflit financier

Marie et Pierre se disputent constamment à propos de leurs finances. Marie souhaite économiser pour l'avenir tandis que Pierre préfère dépenser pour améliorer leur qualité de vie actuelle. Leur incapacité à trouver un terrain d'entente conduit à des disputes fréquentes et à un ressentiment croissant.

2. Une famille face à l'infidélité

Claire découvre que son mari, Jean, a eu une liaison. La trahison brise leur confiance et engendre des conflits constants sur des sujets apparemment banals. Leur chemin vers la reconstruction de la confiance est long et semé d'embûches.

3. Un adolescent en rébellion

Thomas, un adolescent, entre en conflit avec ses parents sur ses choix de vie. Ses parents souhaitent qu'il suive une voie académique rigoureuse, tandis que Thomas veut poursuivre une carrière artistique. Le manque de communication et de compréhension mutuelle entraîne des disputes fréquentes et un climat familial tendu.

Conclusion

Identifier les sources de rupture dans les foyers est un premier pas essentiel vers la restauration des relations. Que ce soit à travers une meilleure communication, la gestion des finances, la reconstruction de la confiance ou la gestion des influences extérieures, comprendre et adresser ces causes sous-jacentes permet de créer un environnement familial plus harmonieux et résilient. Les exemples bibliques et contemporains montrent que les conflits sont inhérents aux relations humaines, mais qu'avec effort et compréhension, la réconciliation et la restauration sont possibles.

LA GUÉRISON À TRAVERS LE PARDON ET LA RÉCONCILIATION

EXPLORATION DE LA PUISSANCE DU PARDON DANS LA RESTAURATION DES RELATIONS FAMILIALES

Le pardon est souvent décrit comme un acte puissant et libérateur, capable de transformer les relations les plus endommagées. Dans le contexte familial, il devient une clé essentielle pour la guérison et la reconstruction des liens brisés. Comprendre et pratiquer le pardon peut ouvrir la voie à une réconciliation profonde et authentique.

Les bienfaits du pardon

Le pardon est une vertu puissante qui apporte de nombreux bienfaits tant sur le plan individuel que dans les relations familiales. Voici un commentaire élargi sur les bénéfices du pardon :

1. Libération émotionnelle

L'un des aspects les plus significatifs du pardon est sa capacité à libérer des émotions négatives comme la colère, le ressentiment et la haine. Ces sentiments peuvent être toxiques non seulement pour la personne qui les ressent, mais aussi pour l'ensemble des relations familiales. En pardonnant, on se libère du fardeau émotionnel qui peut peser sur le cœur et l'esprit, permettant ainsi de retrouver une énergie positive et une meilleure santé émotionnelle.

2. Rétablissement de la confiance

Pardonner ne veut pas dire oublier ou minimiser la douleur causée. Au contraire, c'est un acte conscient pour reconstruire la confiance et restaurer les liens blessés. Dans une famille, où la confiance est essentielle à des relations saines, le pardon offre une opportunité de réparer et de renforcer cette confiance. Les membres de la famille peuvent commencer à se sentir plus en sécurité pour être ouverts et honnêtes les uns envers les autres, créant ainsi un climat de soutien mutuel et de guérison collective.

3. Promotion de la paix intérieure

Le pardon joue un rôle crucial dans la recherche de la paix intérieure. En laissant aller les rancunes et en acceptant de pardonner, on se libère du poids émotionnel du passé. Cela permet de se concentrer davantage sur le présent et de cultiver un état d'esprit plus positif et orienté vers l'avenir. La paix intérieure qui en résulte contribue à un bien-être mental et émotionnel plus stable et équilibré.

4. Renforcement des liens familiaux

L'un des bénéfices les plus visibles du pardon au sein de la famille est le renforcement des liens familiaux. En pardonnant, les membres de la famille reconnaissent leur humanité commune et leur capacité à surmonter les conflits. Cela favorise une plus grande compréhension mutuelle, une communication plus ouverte et une affection renouvelée. Les relations deviennent plus authentiques et plus profondes, permettant aux membres de la famille de se soutenir mutuellement à travers les défis de la vie.

En conclusion, le pardon est une force transformative qui apporte la guérison émotionnelle, favorise la confiance et la paix intérieure, et renforce les liens familiaux. C'est un choix conscient et souvent difficile, mais ses effets positifs sont profonds et durables, contribuant à une famille plus unie et plus harmonieuse.

Étude des exemples bibliques de réconciliation et de transformation

La Bible regorge d'histoires de pardon et de réconciliation, offrant des leçons précieuses pour restaurer les foyers brisés.

Joseph et ses frères (Genèse 45:1-15)

L'histoire de Joseph est l'un des exemples les plus poignants de pardon et de réconciliation. Vendu par ses frères par jalousie, Joseph a subi de nombreuses épreuves avant de devenir un homme puissant en Égypte. Lorsque ses frères viennent en Égypte pour chercher de la nourriture pendant la famine, Joseph a le pouvoir de se venger. Cependant, il choisit de pardonner.

1. Le pouvoir du pardon : Joseph démontre que le pardon peut briser le cycle de la vengeance et de la haine. En pardonnant ses frères, il libère non seulement son propre cœur de l'amertume, mais il rétablit également une relation familiale brisée.

2. La réconciliation : Joseph et ses frères retrouvent leur unité familiale grâce à ce pardon. Cela montre que le pardon peut non seulement guérir les blessures individuelles mais aussi restaurer les relations familiales.

Le retour du fils prodigue (Luc 15:11-32)

Cette parabole illustre la puissance de l'amour paternel et du pardon. Le fils cadet, après avoir dilapidé son héritage, retourne vers son père dans l'espoir de devenir l'un de ses serviteurs. À son grand étonnement, son père l'accueille avec joie et fête son retour.

1. L'importance de l'humilité et de la repentance : Le fils prodigue revient à son père avec humilité et repentir, reconnaissant ses erreurs. Cette attitude est cruciale dans le processus de pardon et de réconciliation.

2. L'accueil inconditionnel : Le père, symbolisant l'amour et le pardon inconditionnels, montre que la réconciliation est possible lorsque l'amour dépasse les erreurs passées. Cela encourage les familles à accueillir les membres avec amour et compassion, malgré les fautes commises.

David et Absalom (2 Samuel 14:1-33)

La relation entre David et son fils Absalom est complexe et tumultueuse. Absalom, après avoir tué son demi-frère Amnon pour venger sa sœur Tamar, est exilé. Finalement, David, encouragé par Joab, permet le retour d'Absalom à Jérusalem, mais sans vraiment rétablir leur relation, ce qui conduit à de tragiques conséquences.

1. Les dangers du pardon incomplet : Cette histoire met en lumière les dangers de ne pas mener le pardon jusqu'à une réconciliation complète. David permet à Absalom de revenir, mais ne le pardonne pas pleinement ni ne rétablit leur relation. Cela montre que le pardon doit être accompagné d'une véritable réconciliation pour éviter les ressentiments futurs.

2. La nécessité de la communication et de la restauration : Pour que le pardon mène à la guérison, il est essentiel de rétablir une communication ouverte et honnête. La restauration des relations nécessite des efforts constants pour reconstruire la confiance et l'affection.

Conclusion

Le pardon et la réconciliation sont des éléments cruciaux pour la restauration des foyers brisés. Les exemples bibliques offrent des leçons précieuses sur la puissance du pardon et les étapes nécessaires pour atteindre une réconciliation véritable et durable. En appliquant ces principes, les familles peuvent guérir de leurs blessures, renforcer leurs liens et créer un environnement d'amour et de soutien mutuel.

CHAPITRE 4

LA COMMUNICATION ET LE RESPECT DANS LES RELATIONS FAMILIALES

IMPORTANCE DE LA COMMUNICATION OUVERTE ET DU RESPECT MUTUEL DANS LA VIE DE FAMILLE

La communication et le respect sont les piliers fondamentaux de toute relation familiale saine et harmonieuse. Sans une communication claire et honnête, les malentendus peuvent rapidement s'accumuler, créant des tensions et des conflits. De même, sans respect mutuel, les membres de la famille peuvent se sentir négligés, non valorisés et mal aimés, ce qui peut éroder les liens familiaux.

Communication ouverte

Une communication ouverte implique que tous les membres de la famille puissent s'exprimer librement et honnêtement sans craindre le jugement ou la réprimande. Cela signifie écouter activement les autres, poser des questions clarificatrices et exprimer ses propres pensées et sentiments de manière claire et respectueuse.

Avantages de la communication ouverte :

- Renforcement des liens familiaux : En partageant ouvertement leurs pensées et leurs sentiments, les membres de la famille se comprennent mieux et se rapprochent.

- Réduction des conflits : La plupart des conflits familiaux naissent de malentendus. Une communication ouverte permet de clarifier les intentions et les perceptions, réduisant ainsi les sources de conflit.

- Support émotionnel : Une communication honnête permet aux membres de la famille de se soutenir mutuellement, de partager leurs joies et leurs peines, et de créer un environnement de soutien et de réconfort.

Respect mutuel

Le respect mutuel signifie reconnaître et apprécier la valeur de chaque membre de la famille, leurs opinions, leurs sentiments et leurs contributions. Il s'agit de traiter les autres avec dignité et considération, même lorsque les opinions divergent.

Avantages du respect mutuel :

- Établissement de la confiance : Lorsque les membres de la famille se respectent mutuellement, ils se sentent en sécurité pour partager leurs pensées et leurs sentiments sans crainte de jugement.

- Promotion de l'harmonie : Le respect mutuel favorise un environnement familial paisible où chacun se sent valorisé et compris.

- Encouragement à la croissance personnelle : Le respect mutuel permet à chaque membre de la famille de s'épanouir et de développer ses talents et ses capacités sans être freiné par des critiques négatives ou des jugements.

Conseils pratiques et principes bibliques pour améliorer la communication et cultiver le respect

Conseils pratiques pour améliorer la communication

1. Écouter activement : Prêtez une attention complète à la personne qui parle, sans interrompre, et faites un effort pour comprendre son point de vue.

2. Exprimer des sentiments : Encouragez tous les membres de la famille à exprimer leurs sentiments et leurs besoins de manière honnête et directe.

3. Utiliser des "je" plutôt que des "tu" : Parlez de vos propres sentiments et expériences plutôt que de blâmer ou d'accuser les autres. Par exemple, dites "Je me sens triste quand..." plutôt que "Tu me rends triste quand...".

4. Éviter les jugements : Abstenez-vous de juger ou de critiquer les opinions des autres. Acceptez que chaque personne a le droit à ses propres pensées et sentiments.

5. Planifier des moments de discussion : Consacrez régulièrement du temps à des discussions familiales où chacun peut partager ses expériences et ses préoccupations.

Conseils pratiques pour cultiver le respect

1. Modèle de respect : Montrez l'exemple en traitant tous les membres de la famille avec respect, même dans les moments de désaccord.

2. Reconnaître les contributions : Faites des efforts pour reconnaître et apprécier les contributions de chaque membre de la famille.

3. Éviter les comportements blessants : Abstenez-vous de toute forme de moquerie, d'insulte ou de comportement humiliant.

4. Encourager l'empathie : Essayez de comprendre les perspectives des autres et de ressentir ce qu'ils ressentent.

5. Établir des règles de respect : Mettez en place des règles familiales qui encouragent le respect mutuel, telles que parler calmement, écouter sans interruption et résoudre les conflits de manière constructive.

Principes bibliques pour améliorer la communication et cultiver le respect

1. L'amour et la patience : "L'amour est patient, l'amour est serviable. Il n'est pas envieux, il ne se vante pas, il ne s'enfle pas d'orgueil." (1 Corinthiens 13:4) L'amour et la patience sont essentiels pour une communication ouverte et respectueuse.

2. L'écoute : "Que tout homme soit prompt à écouter, lent à parler, lent à se mettre en colère." (Jacques 1:19) L'écoute attentive est cruciale pour une bonne communication.

3. La parole bienveillante : "Qu'aucune parole mauvaise ne sorte de votre bouche, mais seulement des paroles bonnes et constructives." (Éphésiens 4:29) Utilisez des paroles positives et constructives pour encourager et édifier les autres.

4. Le respect mutuel : "Honore ton père et ta mère." (Exode 20:12) Le respect des parents et des aînés est un principe biblique fondamental qui s'étend à tous les membres de la famille.

5. La réconciliation : "Si donc tu présentes ton offrande sur l'autel, et que là tu te souviennes que ton frère a quelque chose contre toi, laisse là ton offrande, et va d'abord te réconcilier avec ton frère." (Matthieu 5:23-24) Cherchez toujours à résoudre les conflits et à rétablir des relations harmonieuses.

En appliquant ces conseils pratiques et principes bibliques, les familles peuvent renforcer leurs relations, favoriser un environnement de respect et de soutien mutuel, et ainsi restaurer et maintenir des foyers harmonieux et unis.

CHAPITRE 5

58

L'AMOUR ET LA GRACE DANS LA VIE DE FAMILLE

L'amour inconditionnel et la grâce jouent un rôle crucial dans la consolidation et la restauration des relations familiales. Ces concepts, profondément enracinés dans la foi chrétienne, sont des piliers pour établir une atmosphère de confiance, de pardon et de soutien au sein du foyer.

1-L'amour inconditionnel

L'amour inconditionnel, ou agapé en grec, est l'amour qui ne dépend pas des actions, des comportements ou des mérites de l'autre. C'est un amour qui persiste malgré les défauts et les erreurs, offrant une acceptation et une sécurité profondes. Dans une famille, cet amour se manifeste par :

- Le soutien constant : Être présent pour les membres de la famille, quelles que soient les circonstances, montre un engagement indéfectible.

- L'acceptation sans jugement : Accueillir chaque membre de la famille avec ses imperfections et ses faiblesses, sans critique ni condamnation.

- La patience et la compréhension : Prendre le temps de comprendre les émotions et les perspectives de chacun, même lorsqu'elles diffèrent des nôtres.

2-La grâce

La grâce, dans un contexte familial, signifie offrir le pardon et la miséricorde même lorsque ce n'est pas mérité. C'est une extension de l'amour inconditionnel qui permet de surmonter les conflits et les blessures passées. La grâce dans la famille se traduit par :

- Le pardon des offenses : Choisir de pardonner les erreurs et les manquements des autres, sans garder rancune.

- La générosité de l'esprit : Être bienveillant et généreux, même lorsque l'on est blessé ou frustré.

- La réconciliation : Chercher activement à restaurer les relations brisées, en privilégiant l'unité et la paix.

Exemples bibliques de l'amour de Dieu et de sa grâce appliqués aux relations familiales

Le Père et le Fils Prodigue (Luc 15:11-32)

Dans cette parabole, Jésus raconte l'histoire d'un père et de ses deux fils. Le fils cadet demande son héritage et le gaspille dans une vie dissolue. Lorsqu'il revient, repentant, son père l'accueille à bras ouverts, sans reproches, et organise une fête pour célébrer son retour. Cet exemple illustre :

- L'amour inconditionnel du père : Malgré la mauvaise conduite du fils, le père l'aime toujours profondément.

- La grâce manifestée : Le père pardonne immédiatement, sans conditions, et restaure la position du fils dans la famille.

Joseph et ses frères (Genèse 37-50)

Joseph, vendu comme esclave par ses frères jaloux, finit par devenir le gouverneur de l'Égypte. Lorsqu'une famine pousse ses frères à venir chercher de l'aide, Joseph les reconnaît mais ne se venge pas. Au contraire, il leur offre de la nourriture et les invite à s'installer en Égypte. Cet exemple montre :

- La grâce et le pardon de Joseph : Plutôt que de se venger, Joseph choisit de pardonner à ses frères.

- L'amour fraternel renouvelé : En prenant soin de ses frères, Joseph restaure leur relation et sauve sa famille de la famine.

Ruth et Naomi (Ruth 1-4)

Ruth, veuve et étrangère, décide de rester avec sa belle-mère Naomi et de prendre soin d'elle, malgré les difficultés. Leur relation de dévouement mutuel et de soutien illustre l'amour familial. En fin de compte, Ruth se remarie et assure la sécurité de Naomi. Cet exemple démontre :

- L'amour loyal et dévoué de Ruth : Son engagement envers Naomi, même en période de détresse, reflète un amour inconditionnel.

- La grâce à travers la providence divine : Dieu pourvoit à leurs besoins et restaure leur situation grâce à leur foi et leur fidélité.

L'amour et la grâce jouent des rôles cruciaux dans la vie de famille, créant un environnement où chacun se sent aimé, accepté et soutenu. L'amour familial est la base sur laquelle se construisent les relations, offrant chaleur, sécurité émotionnelle et bonheur.

Lorsque l'amour est présent, il se manifeste à travers des gestes quotidiens d'affection, de gentillesse et de soutien mutuel. Cela inclut le respect des différences, la reconnaissance des besoins individuels et le partage de moments de joie et de peine. L'amour familial est aussi une force qui permet de surmonter les défis et les difficultés ensemble, renforçant les liens entre les membres de la famille.

La grâce, quant à elle, apporte une dimension supplémentaire à la vie de famille. Elle implique la compassion, le pardon et la générosité envers les autres, même lorsque des erreurs sont commises. La grâce permet de cultiver un climat de compréhension et de réconciliation, favorisant la croissance personnelle et relationnelle au sein de la famille.

Ensemble, l'amour et la grâce créent un cadre où chacun peut s'épanouir en tant qu'individu tout en contribuant au bien-être collectif. Ils encouragent la communication ouverte, la résolution constructive des conflits et la célébration des réussites et des moments spéciaux. De plus, ils transmettent des valeurs essentielles aux générations futures, renforçant ainsi le tissu familial au fil du temps.

En conclusion, l'amour et la grâce sont des piliers fondamentaux dans la vie de famille, nourrissant des relations enrichissantes et durables qui apportent bonheur, soutien et stabilité à chaque membre. Ils sont essentiels pour créer un foyer où règnent l'harmonie, la confiance et le respect mutuel, formant ainsi une base solide pour affronter les défis de la vie ensemble.

CHAPITRE 6

CONSTRUIRE UN FOYER CENTRÉ SUR DIEU

Introduction

Construire un foyer centré sur Dieu nécessite une intentionnalité et une dévotion constantes. Cela implique de mettre en place des pratiques spirituelles régulières, de tirer des leçons des exemples de familles bibliques, et de chercher constamment à glorifier Dieu dans chaque aspect de la vie familiale.

1. Établir des pratiques spirituelles en famille

a. Prière en famille

La prière est un puissant moyen de communication avec Dieu et un moyen de fortifier les liens familiaux. Il est essentiel de prendre le temps de prier ensemble quotidiennement. Voici quelques suggestions :

- Prière du matin et du soir : Commencez et terminez la journée par une prière en famille.

- Prière avant les repas : Remerciez Dieu pour sa provision.

- Prière pour les besoins spécifiques : Priez pour les besoins individuels de chaque membre de la famille et pour ceux de la communauté.

b. Lecture de la Bible

La Parole de Dieu est une source de sagesse et de direction. Intégrez la lecture de la Bible dans la routine quotidienne de la famille.

- Lecture quotidienne : Choisissez un moment spécifique chaque jour pour lire la Bible ensemble.

- Discussion : Parlez de ce que vous avez lu et discutez de la façon dont les enseignements peuvent s'appliquer à la vie quotidienne.

c. Louange et adoration

La louange est une manière d'exprimer notre amour et notre gratitude envers Dieu.

- Chants de louange : Intégrez des moments de chant dans la routine familiale.

- Musique chrétienne : Écoutez de la musique chrétienne ensemble.

d. Service communautaire

Servir les autres est une manière de vivre la foi en action.

- Projet de service en famille : Trouvez des moyens de servir ensemble dans votre église ou votre communauté.

- Soutien aux missions : Encouragez et soutenez les missions locales et internationales.

2. Mettre Dieu au centre de la vie familiale

a. Priorité à Dieu

Assurez-vous que toutes les décisions et priorités de la famille mettent Dieu en premier.

- Décisions familiales : Priez et cherchez la volonté de Dieu dans toutes les décisions importantes.

- Activités : Choisissez des activités qui honorent Dieu et construisent la foi.

b. Création d'un environnement spirituel

Faites de votre maison un lieu où la foi est pratiquée et où les valeurs chrétiennes sont mises en avant.

- Symboles religieux : Placez des versets bibliques et des symboles chrétiens dans votre maison.

- Atmosphère de paix : Cultivez une atmosphère de paix, d'amour et de respect mutuel.

c. Communication ouverte

Encouragez une communication ouverte sur la foi.

- Discussions sur la foi : Parlez régulièrement de la foi et de ce que Dieu fait dans la vie de chaque membre de la famille.

- Questions et réponses : Encouragez les questions sur Dieu et la foi, et répondez-y ensemble.

3. Exemples de familles bibliques qui ont honoré Dieu

a. Abraham et Sara

Confiance en Dieu :

- Foi inébranlable : Abraham et Sara sont des exemples de foi profonde et de confiance en Dieu. Dieu leur a promis un fils, Isaac, malgré leur âge avancé et le fait que Sara était stérile (Genèse 18:10-14). Leur foi a été mise à l'épreuve de nombreuses fois, mais ils ont continué à croire en la promesse divine. Cette confiance est surtout illustrée par l'épisode où Dieu demande à Abraham de sacrifier son fils Isaac, et Abraham obéit sans hésiter, démontrant une foi et une obéissance extrêmes (Genèse 22:1-19).

Hospitalité :

- Accueil des étrangers : Abraham et Sara ont montré un grand exemple d'hospitalité dans Genèse 18:1-8, lorsqu'ils accueillent trois visiteurs mystérieux. Sans savoir que ces visiteurs étaient des messagers de Dieu, ils leur ont offert le meilleur de ce qu'ils avaient, démontrant ainsi l'importance de l'accueil et du service aux autres. Cet acte d'hospitalité a non seulement honoré Dieu mais a également ouvert la voie à la révélation de la naissance imminente d'Isaac.

Patience et persévérance :

- Attente de la promesse : Leur vie est également un témoignage de patience et de persévérance. Ils ont dû attendre de nombreuses années pour voir la promesse de Dieu se réaliser. Durant cette période, ils ont fait face à des doutes et des moments de faiblesse, comme lorsque Sara a donné sa servante Agar à Abraham pour concevoir un enfant (Genèse 16). Malgré cela, ils ont persévéré et ont finalement vu la promesse s'accomplir, ce qui montre que la foi et la patience sont récompensées par Dieu.

Leçons pour nous aujourd'hui :

- Foi en temps d'épreuve : La vie d'Abraham et Sara nous enseigne à maintenir notre foi même dans les moments d'incertitude et de difficulté. Leur histoire montre que Dieu est fidèle à ses promesses, mais que ces promesses peuvent parfois prendre du temps à se réaliser.

- Importance de l'hospitalité : Leur hospitalité envers les étrangers nous rappelle l'importance de traiter les autres avec gentillesse et générosité, car nous ne savons jamais comment Dieu pourrait utiliser ces moments pour travailler dans nos vies.

- Persévérance : Leur patience et persévérance face aux défis nous encouragent à ne pas abandonner, même lorsque les choses semblent impossibles. Dieu honore ceux qui lui font confiance et qui persévèrent dans leur foi.

En résumé, Abraham et Sara représentent une famille qui a honoré Dieu par leur foi, leur hospitalité, et leur persévérance, servant d'exemple pour nous encourager à vivre selon ces mêmes valeurs.

b. Noé

- Obéissance à Dieu :

Noé est un exemple remarquable d'obéissance à Dieu. Lorsque Dieu a décidé de purifier la Terre par un déluge en raison de la corruption et de la méchanceté généralisées, Il a choisi Noé pour construire une arche afin de sauver sa famille et un couple de chaque espèce animale. Malgré l'ampleur de la tâche et le ridicule probable de ses contemporains, Noé a fidèlement suivi les instructions de Dieu. Il a construit l'arche selon les dimensions précises et les spécifications fournies par Dieu (Genèse 6:14-22). Cette obéissance absolue, même face à des défis monumentaux, montre une foi inébranlable et une profonde confiance en Dieu.

- Protection de la famille :

Noé a joué un rôle crucial dans la protection de sa famille en obéissant aux directives divines. Il a non seulement assuré leur survie physique en les faisant entrer dans l'arche avant le déluge (Genèse 7:1), mais il a aussi montré un exemple de piété et de foi. En agissant ainsi, Noé a démontré son amour et son dévouement envers sa famille, tout en leur inculquant des valeurs de foi et d'obéissance à Dieu. Son action a permis de préserver l'humanité et la création animale, ce qui témoigne de l'importance de l'obéissance et de la confiance en Dieu pour la protection et le bien-être de la famille.

Ces aspects de la vie de Noé illustrent comment une famille peut honorer Dieu par l'obéissance et la protection mutuelle. Noé a non seulement sauvé sa propre famille, mais il a aussi joué un rôle crucial dans la continuité de l'humanité et de la création.

c. Josué

Déclaration de foi : Josué a proclamé, "Moi et ma maison, nous servirons l'Éternel" (Josué 24:15), soulignant l'importance de la décision familiale collective de suivre Dieu.

Contexte : Cette déclaration intervient dans le cadre d'un discours prononcé par Josué à Sichem, devant tout le peuple d'Israël. Après avoir conduit les Israélites dans la Terre Promise et après avoir combattu de nombreuses batailles pour établir leur nation, Josué rassemble le peuple pour renouveler leur alliance avec Dieu.

Analyse :

- Leadership spirituel : Josué démontre un leadership spirituel fort en affirmant son engagement personnel et familial à servir l'Éternel. Il ne se contente pas de diriger le peuple militairement et politiquement, mais il assume également la responsabilité de guider sa famille dans la foi.

- Exemplarité : En déclarant ouvertement son choix, Josué sert d'exemple pour les autres familles. Il montre que le service à Dieu commence dans la sphère privée et que chaque foyer doit prendre une position ferme en matière de foi.

- Engagement familial : La phrase "Moi et ma maison" implique une unité et une détermination collective. Josué reconnaît l'importance de la famille dans la transmission et le maintien de la foi. Il souligne que ce n'est pas seulement une décision individuelle, mais une démarche qui engage l'ensemble de la famille.

- Contexte historique et social : À une époque où les Israélites étaient entourés de nations païennes et de pratiques idolâtres, cette déclaration prend une dimension encore plus significative. Elle marque une rupture claire avec les influences environnantes et une fidélité exclusive à l'Éternel.

Impact :

- Inspirer d'autres familles : La proclamation de Josué a inspiré de nombreuses familles à s'engager également à servir Dieu, établissant un modèle de dévotion familiale.

- Renforcement de l'alliance : En renouvelant l'alliance avec Dieu dans un cadre communautaire, Josué renforce la cohésion nationale et l'engagement collectif envers les commandements divins.

- Transmission de la foi : Cet engagement familial est essentiel pour la transmission de la foi aux générations futures, assurant la continuité de la croyance et des pratiques religieuses au sein du peuple d'Israël.

Josué 24:15 reste aujourd'hui une référence pour les familles chrétiennes, illustrant l'importance de prendre des décisions spirituelles fermes et de s'engager collectivement à suivre Dieu.

Conclusion

Construire un foyer centré sur Dieu est un engagement quotidien qui porte des fruits spirituels abondants. En adoptant des pratiques spirituelles régulières, en plaçant Dieu au centre de toutes les décisions et en s'inspirant des exemples bibliques, chaque famille peut devenir une lumière pour le monde, reflétant l'amour et la grâce de Dieu.

CONCLUSION

En conclusion, ce livre a exploré les défis et les opportunités pour restaurer les foyers brisés à la lumière des enseignements bibliques. En revisitant les fondements du mariage et de la famille selon la Bible, nous avons identifié des principes divins qui sont essentiels pour construire et maintenir un foyer solide.

Nous avons examiné les sources courantes de ruptures dans les foyers, tant à travers des exemples bibliques que contemporains, pour mieux comprendre les dynamiques des conflits familiaux. Cette compréhension nous a permis de souligner l'importance du pardon et de la réconciliation, montrant comment ces puissants outils peuvent guérir et restaurer les relations brisées.

La communication et le respect mutuel ont été mis en avant comme des piliers indispensables pour une vie familiale harmonieuse. Les conseils pratiques et les principes bibliques partagés visent à améliorer la communication et à cultiver le respect au sein du foyer.

De plus, nous avons exploré le rôle central de l'amour inconditionnel et de la grâce dans le renforcement des liens familiaux, en nous inspirant des exemples de l'amour et de la grâce de Dieu appliqués aux relations familiales.

Enfin, construire un foyer centré sur Dieu est essentiel pour une vie familiale épanouie et durable. En mettant en pratique des pratiques spirituelles en famille et en mettant Dieu au centre de nos vies, nous suivons l'exemple des familles bibliques qui ont honoré Dieu dans leur foyer.

Chers lecteurs, les défis auxquels sont confrontés les foyers peuvent sembler insurmontables, mais avec la sagesse biblique et la foi, il est possible de restaurer et de fortifier même les foyers les plus brisés. Que ce livre soit une source d'inspiration et de guidance pour vous, et que vous trouviez la force et la paix dans les enseignements bibliques pour transformer vos foyers en lieux d'amour, de respect et de communion spirituelle. Soyez encouragés à mettre en pratique ces principes et à voir la transformation divine opérer dans vos vies familiales. Que Dieu bénisse vos foyers et vous guide sur le chemin de la restauration et de l'unité. AMEN !

REFERENCES BIBLIOGRAPHIQUES

-La Bible

-Commentaires bibliques de Matthew Henry

-La Bible

-Commentaires bibliques de Matthew Henry

CE QUE VOUS DEVEZ SAVOIR !

1-Les faits du péché

Rom 3 :9-12,23 « *Quoi donc ! Sommes-nous plus excellents ? Nullement. Car nous avons déjà prouvé que tous, Juifs et Grecs, sont sous l'empire du péché, selon qu'il est écrit : Il n'y a point de juste, Pas même un seul ; Nul n'est intelligent, Nul ne cherche Dieu ; Tous sont égarés, tous sont pervertis ; Il n'en est aucun qui fasse le bien, Pas même un seul.* Car tous ont péché et sont privés de la gloire de Dieu »

Gal 5 :19 « *Or, les œuvres de la chair sont manifestes, ce sont l'impudicité, l'impureté, la dissolution, l'idolâtrie, la magie, les inimitiés, les querelles, les jalousies, les animosités, les disputes, les divisions, les sectes, l'envie, l'ivrognerie, les excès de table, et les choses semblables. Je vous dis d'avance, comme je l'ai déjà dit, que ceux qui commettent de telles choses n'hériteront point le royaume de Dieu.* »

Ps 14 :1-3 «*L'insensé dit en son cœur : Il n'y a point de Dieu ! Ils se sont corrompus, ils ont commis des actions abominables ; Il n'en est aucun qui fasse le bien. L'Eternel, du haut des cieux, regarde les fils de l'homme, Pour voir s'il y a quelqu'un qui soit intelligent, Qui cherche Dieu. Tous sont égarés, tous sont pervertis ; Il n'en est aucun qui fasse le bien, Pas même un seul.* »

2-Les conséquences du péché

1 Cor 6 :9-10 « *Ne savez-vous pas que les injustes n'hériteront point le royaume de Dieu ? Ne vous y trompez pas : ni les impudiques, ni les idolâtres, ni les adultères, ni les efféminés, ni les infâmes, ni les voleurs, ni les cupides, ni les ivrognes, ni les outrageux, ni les ravisseurs, n'hériteront le royaume de Dieu.* »

6 :23 « *Car le salaire du péché, c'est la mort ; mais le don gratuit de Dieu, c'est la vie éternelle en Jésus-Christ notre Seigneur.* »

3-L'amour de Dieu manifesté en Jésus-Christ

Jn 3 :16 « *Car Dieu a tant aimé le monde qu'il a donné son Fils unique, afin que quiconque croit en lui ne périsse point, mais qu'il ait la vie éternelle.* »

4-La voie de Dieu pour sortir du péché

Rom 10 : 9-13 « *Si tu confesses de ta bouche le Seigneur Jésus, et si tu crois dans ton cœur que Dieu l'a ressuscité des morts, tu seras sauvé. Car c'est en croyant du cœur qu'on parvient à la justice, et c'est en confessant de la bouche qu'on parvient au salut, selon ce que dit l'Ecriture: (10-11) Quiconque croit en lui ne sera point confus. Il n'y a aucune différence, en effet, entre le Juif et le Grec, puisqu'ils ont tous un même Seigneur, qui est riche pour tous ceux qui l'invoquent.* »

Si vous avez besoin d'un conseiller spirituel, contactez-moi au :

Mail : jtchindebe@gmail.com

Watsap : +237678077889

QUE DIEU VOUS BENISSE !

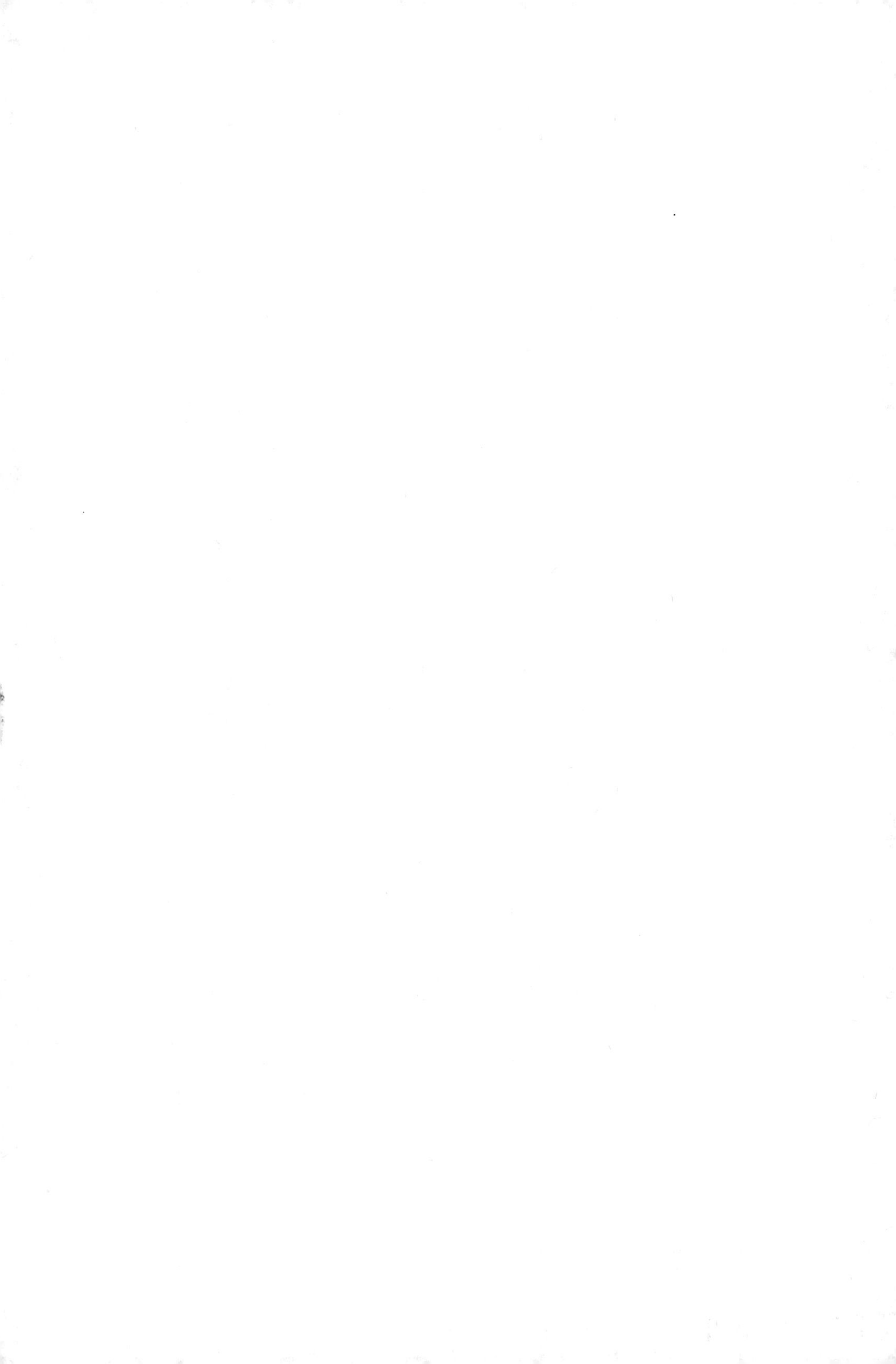